月刊 精神科看護
THE JAPANESE JOURNAL OF PSYCHIATRIC NURSING

2021.3 CONTENTS
vol.48 通巻 343 号

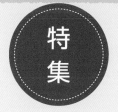

特集

患者の"自信"を削がない環境と看護

※今回の『クローズアップ』は休載させていただきます。

特集

患者の"自信"を削がない環境と看護

◉ 患者の尊厳を傷つけない環境づくり・マネジメント ◉
◉ 身体拘束の弊害をどのように伝えていくか ◉
◉ エンパワメントし合う，双方向的なケア ◉
◉「協働」を大切にし，個人を尊重するかかわり ◉
◉ 尊厳を守り自信をもってもらう看護の形 ◉

特集にあたって

◉編集部◉

2021年2月号の特集で紹介したトラウマ・インフォームドケア（TIC）は，「患者さんのもっている『尊厳の核』みたいなものを案外と無造作に扱ってないか」という問題提起を含むものでした。精神科病院のなかでは尊厳を毀損しかねない契機がいくつか存在します（行動制限や，ときに不合理な規則，かかわりの拙さなど）。尊厳を粗雑に扱われることによって何が失われるか。端的に言ってしまえば，患者さんの自信だと思います。自分をとりまく環境が「ダメな私」を証明するためにあるかのように感じられる療養生活は，患者さんに希望を与えません。まして，そこからリカバリーの発芽など望めないでしょう。2021年3月号の特集はこうした観点から，「患者の"自信"を削がない環境と看護」を考えてみたいと思います。具体的には，「すでに多くの部分で失われた患者さんの自信を，看護によってより損なわれることのないようにすること，またその自信を取り戻す看護を提供する」となります。

本特集では，看護部長の立場から尊厳を傷つけない環境づくり，全人的観点からみた場合に身体拘束が患者にもたらす影響，リカバリーの過程で自尊心が損なわれないことの重要性や，個人を尊重するための協働―ケア提供者と患者の対等な関係の確保を含む―を紹介していただきました。緊張を強いられる昨今の臨床だからこそ，あらためて「自信」や「尊厳」について考えたいと思います。

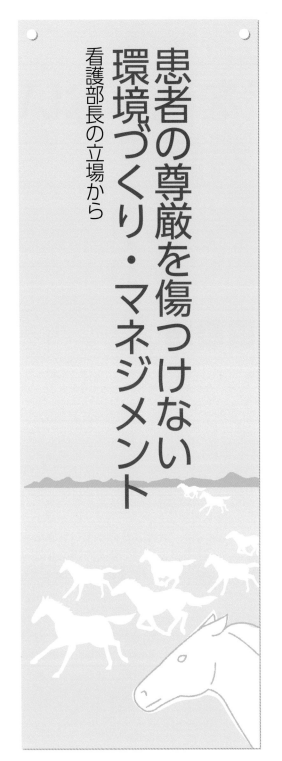

患者の尊厳を傷つけない環境づくり・マネジメント

看護部長の立場から

執筆者

医療法人長尾会ねや川サナトリウム
（大阪府寝屋川市）
看護部長／精神科認定看護師
浅川佳則　あさかわ よしのり

はじめに—患者本位の看護を

医療現場で患者の権利や倫理が提唱されるようになって久しい。近年では看護師の養成機関である教育現場においても看護倫理は大きく取り扱われるようになっている。病院組織や専門職の職能団体などでは必ず倫理綱領というものが存在し，医療現場で働く職業人としてみずからを律する規定を定めている。その一方で精神科の医療現場では倫理的な課題が山積しているうえに，時として患者さんへの暴言や虐待などという重大な人権侵害事象が起こっており，私自身，看護管理者の1人としてそのような出来事を他人事ではないと思うことが少なくない。

精神科病院の臨床現場では近年，急性期医療へのシフトや患者の多様化などにより看護の業務量が増加している現状がある。実際病棟では通常の看護業務のほかに転倒や誤嚥，自傷他害などの事故や患者間のトラブルなど多種多様な問題が生じており，病棟の看護師は目の前の出来事への対応に忙殺され余裕のないなかで，患者本位の看護を見失うこともあるのではないかと思う。患者の尊厳を傷つけない環境づくりや個別性を尊重する病棟風土をつくっていくためにどのような取り組みが必要かについて，私自

身の経験もふまえて，看護部長という立場からできること，看護職員への働きかけなどについて述べたい。

患者の尊厳を傷つけない環境づくりのために

入院中の患者にもっとも近い場所で，24時間患者に対応する看護職員は病棟内の治療環境の良し悪しを左右する存在である。患者の尊厳を傷つけない環境づくりの1つは看護職員1人1人の倫理的感受性を高め，「気づける」「考える」職員を増やすことである。しかし机上で知識を得たとしても現場でそれを実践に結びつけることは決して容易いとは言えない。看護職員1人1人は倫理的な課題について十分理解していたとしても，看護組織のなかでそれを実践することには多くの障壁が存在することが多い。それについて勝原は「いかに立派な教えを授かり，自らの良心を育んできていたとしても，所属する組織の環境や風土，そして自分より強い権限をもつ人の考え方などが優位に立つこともあるということだ」[1]と述べている。

多くの精神科病院がそうであるように医療法人長尾会ねや川サナトリウム（以下，当院）でも毎年，職員への倫理教育を欠かすことなく実施している。看護職員1人1人に問えば，患者さんの権利を尊重し，人としての尊厳を傷つけないこと，倫理的なことがどのようなものなのかも十分に理解していると感じるが，それが組織のなかに入ると一個人の信念にもとづいた倫理的な行動をとることは簡単ではないと感じる。精神科の臨床現場では日常的に非自発的な入院，行動制限など患者の人権の制限や倫理的な問題に向き合う場面が多々生じる。しかも，この問題はさまざまジレンマをはらんでいることが多い。

当院でも毎年何人もの新人職員が入職し，また部署異動により，新しく入った職員が異動先の部署に違和感を感じたとしても，みずから声をあげる職員は皆無である。多くの職員はその新しい環境に慣れ，順応していくなかで，その違和感を失いがちである。私は入職初日のオリエンテーションで新入職員に対して，「新しい職場で仕事に慣れることは大事なことですが，職場で感じた違和感を忘れないことのほうがもっと大事なことです」と伝えるようにしている。違和感を忘れず，保持し続けるためには現場における倫理的な課題に目を向け，意識し続けなければならないと考える。

1）「その規則は本当に必要か」と問い続ける

たとえば慢性期の病棟での出来事を例にとる。長期入院の患者が多いその病棟では，間食の時間を病棟規則で15：00として，全員ホールで食べることを義務づけている。これだけみれば非常に管理的で，患者の個別性をないがしろにしたような看護ケア場面ととらえる方も多いのではないかと思う。病棟でこのような対応をとるようになった背景には，以前に空腹の患者が菓子類を物色するために他室へ入室してトラブルになったケースや，ある患者が間食を自室に隠し持って入り，夜間に食べて誤嚥・窒息となった事故など，医療安全としての問題があった。また業務的な面としては病棟でのケアや対応が多々あるなかで，患者の間食にそこまでマ

ンパワーを割けないという人員配置の問題もある。

　精神科の臨床現場ではこのような患者の尊厳の問題と医療安全やマンパワーの問題が対立することがよく生じる。私の考えとしては，医療安全への配慮やマンパワーの問題によるすべての規則が悪いとは考えないが，少なくともその規則が本当に必要かは問い続ける必要があると考える。実際に長年続けていた規則をやめたが，特に問題が生じなかったというケースも多々ある。臨床現場で注意しなければならないのは，最初は理由や背景があったことが長期間続けていくうちに規則だけが一人歩きして，その理由や背景を知らないままに受け入れられてしまうことである。

2) 行動制限に関する看護場面で

　隔離や身体拘束などの行動制限に関する看護場面でも，次のようなケースはないだろうか。激しい興奮や不穏状態にある患者を身体拘束した場面で，患者に食事を提供する際，開放することが困難なため，両上肢の拘束帯を開放せず，患者自身が食事できるよう紐の部分だけを長くして対応したケース。特に夜間などはマンパワーも少ないため，「開放したことで再び興奮が激しくなれば少ない人員では対応できない」という理由は看護師側から見ると医療安全へ十分配慮した結果であり，妥当とはいえないまでも仕方ない対応ととらえる向きも多いのではないかと思う。しかし患者側から見ると，両上肢を縛られた状態で食事をするよう強要されることは，人としての尊厳を否定された行為にしかならず，行動制限を治療としてでなく懲罰と感じるのではないかと考える。精神科の臨床現場で

おきる行動制限では，このような患者の尊厳を否応なく傷つけることが多々あるのが現実である。

　高齢者の多い病棟では，転倒転落事故が多発しているためベッド上で身体拘束を行ったり，車イス上でのずり落ち予防のためのY字ベルトの使用回数が増加している。その場合においても，ベルトの使用は患者の安全のために仕方ないで終わるのではなく，患者がいないときもベッド上の拘束帯が見えないように配慮することや，車イスベルトを装着した際にベルトがほかの患者から見えないよう配慮することも大事である。もちろんベルトを使用しないようにすることが最優先であることは言うまでもないが，どうしても使用せざるを得ないのであれば，患者への安全配慮と同様に，患者の尊厳を傷つけないように配慮が必要である。

　精神科の臨床現場では，このように一般社会のなかでは認められない，人権の制限や強制力をもつ治療行為が法律で認められている。だからこそ，法律の意図するところを正しく理解したうえで行うことと，できる限り患者に説明し，理解を得るよう努めなければならない。「できるけど，していいことか」と立ちどまって考えることが権利擁護者として看護師に課せられた役割の1つである。

「看護師とは何をする仕事であるか」に立ち返る

　最後に看護部長として私が考えることを述べたい。精神科看護に携わる者の1人として，入院患者と病院職員双方が最大の利益を得られる

こと，すなわち患者の尊厳を傷つけない療養環境をつくるとともに，職員にとってやりがいのある看護ができる職場環境づくりはともに重要なテーマである。トレードオフの関係ではなく，その両方を両立させるためには，看護管理者のリーダーシップやマネジメント力を最大限発揮する必要がある。

　看護部長として看護職員に伝えたいことの1つは，自分たちが所属する看護部組織の存在理由，つまり社会において自施設の看護部組織はどのような役割であるのかということである。これは，私たち看護師とは何をする仕事であるかという仕事の基本に立ち返ることを意味する。もう1つは組織としてのビジョン，看護部組織としてどのような職員を育成しようとしているのか，看護部の必要とする人材はどのような人材であるかを明確にし，そのうえで患者に対してどのような看護サービスを提供すべきか

ということを職員に語りかける必要があると考える。坂本は看護職のリーダーについて「真の管理者とは，新しい価値を見出す改革者であるべし」[2] と述べている。疾病や障害で苦しんでいる患者に寄り添い，看護することで地域社会に貢献するという最終目標を職位に提示したうえで，患者のために労をいとわないという看護の姿勢を1人でも多くの職員が実践できるよう，みずからが率先して姿勢を示すことが私自身の役割だと考える。

〈引用・参考文献〉
1）勝原裕美子：組織で生きる　看護と倫理のはざまで．医学書院, p.60, 2016.
2）坂本すが：わたしがもういちど看護師長をするなら．医学書院, p.123, 2011.
3）山口育子：賢い患者．岩波書店, 2018.
4）山内眞知子：人を信じつづける看護．精神看護出版, 2004.

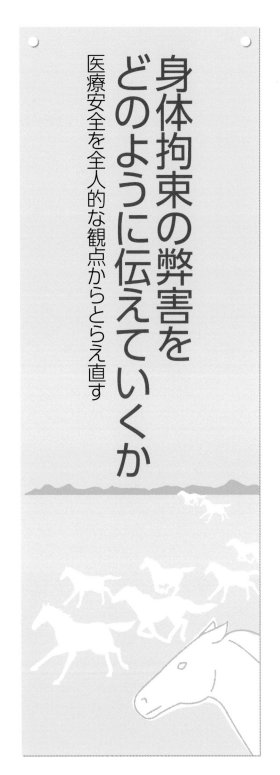

身体拘束の弊害をどのように伝えていくか

医療安全を全人的な観点からとらえ直す

執筆者

医療法人昨雲会飯塚病院
（福島県喜多方市）
看護部長／精神看護専門看護師
明間正人 あけま まさと

全人的な観点から行動制限を考える

　読者のみなさんは行動制限を最小化する理由をどのように語るだろうか。筆者がある看護師に尋ねたときには、「身体拘束などは、その人の人権を著しく損なう行為なので、必要最小限に行うべき」と説明してくれた。「そのほかには？」と尋ねると、「エコノミークラス症候群の危険性がある」「ADLを低下させる」と答えてくれた。人権と身体面でのリスクへの言及は、医療現場では標準的なものだろう。筆者はここでもう少し踏み込み、全人的holisticな観点からも説明できるようになってほしいと考えている。なぜなら、精神面psychoや社会面social、そしてスピリチュアルspiritualに関する影響をしっかりと査定していなければ、身体面の安全管理が過剰に優先され、行動制限が慢性化するおそれがあるためだ。逆に、その人を全人的に考える習慣をつけると、安易には行動制限に踏み切れなくなり、看護師の意識はできるだけ短い期間での施行や、代替方法の模索などに向かう。

　日本精神科看護協会は精神科看護を「精神科看護とは、精神的健康について援助を必要としている人々に対し、個人の尊厳と権利擁護を基本理念として、専門的知識と技術を用い、自

律性の回復を通して，その人らしい生活ができるよう支援することである」[1]と定義している。筆者はこの文言から今回の主題である個人の尊厳，スピリチュアルに関することを読みとる。

　今回は身体拘束の弊害を，トラウマという精神面，尊厳や生き方などのスピリチュアルな側面からとらえ直し，「全人的な医療安全」という視点から説明できればと思う。ただ，筆者個人には大きすぎるテーマであり，研究としてデータをとった話ではない。あくまでも考え方の1例として紹介させていただく。

　なお，本稿で使用するスピリチュアルという用語であるが，これは人間の尊厳の確保や生活の質を考えるために必要な概念であり，主に「霊性」と訳される。本稿で述べる際には宗教的・信仰的な内容ではなく，その人の内観・意気・観念・尊厳や生き方そのものを示す。

医療安全を
全人的な観点からとらえ直す

　今回，大切な視点が2つあり，1つは医療安全である。隔離・身体拘束は患者本人や他者の保護や安全を目的に行われるため，医療安全は「行動制限を勧める側」であることが多い。もう1つが全人的という概念で，ケア対象者を身体面だけではなく，精神面，社会面，そしてスピリチュアルも含めた全人的に考えようというものだ。この両者は臨床上「安全が優先か」vs.「尊厳・自由の確保が優先か」といったように対立することが多いのだが，本稿では「医療安全を全人的な観点からとらえ直す」という観点を述べていきたい。

　ちなみに筆者は飯塚病院（以下，当院）での看護師長時代の6年間は医療安全管理者を兼任していたため，現在も医療安全の思考がベースにある。とはいえ，転倒予防の対策に身体拘束を提案せざるを得ないケースは1件のみである。身体拘束の弊害を全人的に考えると，リスクがどうしても多すぎるからだ。医療安全の文化が身体面ばかり重要視すると，おそらく身体拘束は多くなるだろう。

身体拘束を受けた方や家族の声

　筆者が看護部長を務める当院は行動制限率が低く，「拘束せずにすむ」と患者・家族に喜んでいただけることは多い。しかし過去の治療歴を聞いてみると，高齢者を中心に，身体拘束を受けていた方が非常に多いことに気づかされる。過去に拘束を受けていた方や家族の言葉は非常に痛々しいものがある。本稿のメインテーマに入る前に，筆者が聞いた内容を趣旨に変化を与えない程度に表現を変えて提示する（表1）。認知症と診断されている方でも，過去を想起しながら話をすることも多い。身体拘束がどれだけ心や自尊心，尊厳を傷つけるのかがわかる。また，こうした言葉から理解できるのは，これらは紛れもない身体拘束によるトラウマ体験であり，尊厳の毀損である。身体拘束は，これらの一時的あるいは永続的なダメージを，その人や家族に与えてしまうことを理解しておかなければならない。

表1　身体拘束についての患者・家族の言及

●拘束を受けた本人
　「人としての扱いじゃない」「入院したのに死にたくなった」「あんな思いは二度としたくない」「いまでも忘れられない」「悪夢を見ることがある」「（看護師は）顔を見るよりも帯（拘束帯）を見る」「ずっと寝てると，体が痛くなる」「（排泄を）オムツにしろと言われた，屈辱だ」「床ずれができてね，ひどい痛みです」「汚い天井と汚い窓しか見えない」「あの病院には二度と行かない」など

●拘束を受けた方のご家族
　「『転ぶと骨折するので縛ります』と説明はありました。でも，うなずくしかない」「拘束を拒否するならほかの病院を探してと言われた」「嫌って言えないです，お世話になるのに」「お見舞いするたび，縛られているのを見るのはつらかった」「面会するたび，（拘束を）外してって言われるんですけど，外せないのはしんどいです」「なぜ親が縛られるのか自問自答の日々」など

インシデントの影響度レベル分類にあてはめて考える

　さて，本稿の主旨は医療安全を全人的な観点からとらえ直すことであり，国立大学附属病院医療安全管理協議会によるインシデントの影響度レベルの分類（表2）を参考に，身体拘束が精神的・社会的・スピリチュアルな部分に及ぼす影響を考えていきたい。

　表2中，レベル3a-3bは一過性で治療や処置を要したものとあり，その例として"消毒，湿布，皮膚の縫合，鎮痛剤の投与，バイタルサインの高度変化，人工呼吸器の装着，入院日数の延長，外来患者の入院，骨折など"とある。そしてレベル4a-4bは永続的な障害が残ったものとなり，特に4bは"機能障害や美容上の問題を伴う"とある。ただ分類には精神的・社会的・スピリチュアルな部分への影響は提示されていない。もちろん作成している時点ではそれらに配慮をしていると考えられるが，現実は身体以外の影響を軽視する傾向を生み出しているように思う。

1）身体拘束による精神面への弊害：トラウマ

　身体拘束が精神面に与える影響を考えると，心的外傷：トラウマがある。川野は『トラウマ・インフォームドケア』のなかでも隔離や身体的拘束の弊害を紹介している[3]。筆者がこれまで聞いてきたなかでは，「いまでも忘れられない」「悪夢を見る」「あの病院には二度と行かない」がトラウマを表現している。もちろんこれだけでトラウマと断言するつもりはないが，実際に話を受けとめようとすると，その経験による苦痛・苦悶はなかなか筆舌に尽くしがたいものがある。

　精神科看護師なら「悪夢を見る」ことの重要性は理解しやすい。悪夢は睡眠時間に悪影響を及ぼすだけではなく，被害関係妄想などに着色されるとクライシスを起こす引き金となる。睡眠薬，場合によっては抗精神病薬の使用増加にもつながる。これらは一過性の障害であり，レベル2～3bにあてはまるものである。

　そのほかには，認知症の方が身体科で身体拘束を受けるとせん妄を起こすことがある。このせん妄も身体拘束に伴う精神的な弊害であるが，単純に不穏という判断で抗精神病薬を投与され，ADLが低下すると，これは一過性で済まない，永続的なレベル4bの水準である。

表2 インシデントの影響度分類[2]

レベル	障害の継続性	障害の程度	内容
0	−	−	エラーや医薬品・医療用具の不具合が見られたが，患者には実施されなかった
1	なし	−	患者へ実害はなかった（なんらかの影響を与えた可能性は否定できない）
2	一過性	軽度	処置や治療は行わなかった（患者観察の強化，バイタルサインの軽度変化，安全確認のための検査などの必要性は生じた）
3a	一過性	中等度	簡単な処置や治療を要した（消毒，湿布，皮膚の縫合，鎮痛剤の投与など）
3b	一過性	高度	濃厚な処置や治療を要した（バイタルサインの高度変化，人工呼吸器の装着，手術，入院日数の延長，外来患者の入院，骨折など）
4a	永続的	軽度〜中等度	永続的な障害や後遺症が残ったが，有意な機能障害や美容上の問題は伴わない
4b	永続的	中等度〜高度	永続的な障害や後遺症が残り，有意な機能障害や美容上の問題を伴う
5	患者死亡	−	死亡（原疾患の自然経過によるものを除く）

2) 身体拘束によるスピリチュアルへの弊害：尊厳の毀損

　身体拘束がスピリチュアルに与える弊害としては，まさに尊厳に対する毀損である。表1にあげた言葉を振り返ってほしい。昨今のリカバリー・ストレングスモデルなどの潮流を考えても，「その人らしさ」は大切なキーワードだが，身体拘束はその「その人らしさ」のもととなる尊厳へダメージを与える。しかもよりによって治療を行う病院という場所で，医療従事者が行う技術から発生する。だから尊厳を大きく傷つける行為，身体拘束はなるべくしないほうがいいのだ。

　トラウマと同じように，尊厳に与える影響もレベルにあてはめて考えてみる。当然目に見えず，尊厳も人それぞれであり，トラウマよりもさらに数値化は困難だ。しかし，数十年生きてきた方々が「人としての扱いじゃない」「入院したのに死にたくなった」「あんな思いは二度としたくない」などと苦悶の表情で語る。これは

生半可なことではない。これからの人生で「病院で縛られた」という過去を背負って生きていくのは胸を張れる過去ではないだろう。不本意に「縛られた」経験は決して軽くはなく，「尊厳への永続的な障害や後遺症」なのだ。もし自分がされたら，と想像をすると自分のスピリチュアルはどのくらい痛むだろうか。筆者はおそらくレベル4は下回らないと想像する。身体拘束は，影響度レベル3a〜4bに相当するダメージをほぼ確実に患者や家族に与える。

　痛みや症状は薬で対応できる。病気には治療がある。しかし経験は消えず，記憶に残る。人の尊厳は簡単に癒せない。

　難しいのは，これらは簡単に話してくれる内容ではなく，信頼関係が構築できていないとなかなか聞きとることは難しいことである。「この人になら話せる」という信頼関係を構築しなければならない。そして，それらを癒すのは本人が話すことが始まりであり，われわれは傾聴，共感という態度をもって，少しずつ癒していく

表3　転倒転落事故による外傷と身体拘束による影響や弊害の比較

レベル	障害の継続性	障害の程度	転倒転落事故による外傷	身体拘束による影響や弊害
0	―	―	―	―
1	なし	―	• 実害のない転倒転落	―
2	一過性	軽度	• 環境調整や検査などを実施した転倒転落	―
3a	一過性	中等度	• 皮膚の縫合や鎮痛剤投与を必要とした外傷など	• 身体拘束によるトラウマや一時的な精神変調をきたし，投薬や付き添いなどの配慮が必要な状態
3b	一過性	高度	• 単純骨折，入院治療の必要な骨折など	• 身体拘束によるトラウマや一時的な精神変調をきたし，数日～数週に及ぶ投薬や専門的な入院治療が必要な状態
4a	永続的	軽度～中等度	• 人工骨頭置換術など機能障害が残る骨折や外傷 • 顔面などに美容上の障害の残る外傷	• 身体拘束によるトラウマが残り，PTSDとして長期間の治療が必要な状態 • 身体拘束による尊厳の毀損
4b	永続的	中等度～高度	• 人工骨頭置換術など機能障害が残る骨折や外傷 • 顔面などに美容上の障害の残る外傷	• 身体拘束によるトラウマが残り，PTSDとして長期間の治療が必要，かつ生活上の制限が生じる状態
5	患者死亡		• 頭部外傷による頭蓋内出血	• エコノミークラス症候群による肺塞栓 • 不完全な拘束による窒息など

必要がある。精神科看護師が特に専門性を発揮できる状況ではないかと思う。

身体拘束の弊害はレベル4相当

　以上から，影響度分類に準じて転倒転落事故によって考えられる外傷と，身体拘束が精神的・社会的・スピリチュアルな部分及ぼす影響を表3にまとめ，比較してみた。ここに提示したのは筆者の経験則であり，身体拘束の弊害は主観によるところが多い。しかし，身体拘束の弊害について感覚的につかんでいただきたい。

　1つの転倒転落事故を防止するために身体拘束をすると，これだけの弊害が生じるのである。

特に，精神面・スピリチュアルの観点で弊害を見ると，レベル4に集中している。筆者はこのことから「身体拘束の弊害はインシデントの影響度レベル分類でいえばレベル4に相当する」と常々説明している。身近にある身体拘束は，この弊害を考えたうえでもやるべきなのだろうか。

まとめ

　行動制限は人の尊厳を大きく損なう行為である。精神科は精神保健福祉法によってかなり厳しい基準が設けられているが，それでも行動制限は多いのが現状である。法の整備や人員確保，

適切な治療など，さまざまな論点はあるが，まずは精神科医療に従事する医療者が行動制限最小化という意識をいま以上に考えなければ，行動制限は漫然と恒常化していく懸念がある。

　今回は身体拘束の弊害を全人的観点から考えることで，身体拘束のリスクや実害をいま以上に大きく認識すること，ひいては行動制限最小化の一助になればと思い，ほぼ経験則になってしまったが紹介させていただいた。また，全人的に医療安全を考え得ることも提案させていただいた。身体拘束の弊害や行動制限最小化の意義をさまざまな観点から考えてくれるようになればと思う。

〈引用・参考文献〉
1）日本精神科看護協会：精神科看護の定義，2004. http://www.jpna.jp/outline/define.html（2021年1月28日最終閲覧）
2）国立大学附属病院医療安全管理協議会：国立大学附属病院医療安全管理協議会，医療安全推進者ネットワーク. http://www.medsafe.net/contents/recent/35guideline/（2021年1月29日最終閲覧）.
3）川野雅資：トラウマ・インフォームドケアを臨床で展開する．精神科看護，48（2），p.4-12，2021.
4）公益社団法人日本WHO協会：健康の定義. https://japan-who.or.jp/about/who-what/identification-health/（2021年1月25日最終閲覧）.
5）比嘉勇人：精神看護学における「精」「神」論考—心理性（メンタリティ）と神気性（私的スピリチュアリティ）．富山大学看護学会誌，16（2），p.97-106，2017.

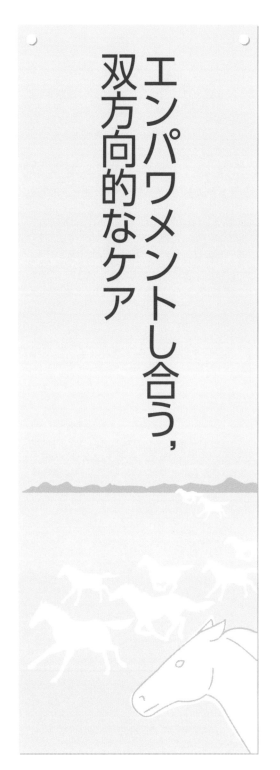

エンパワメントし合う，双方向的なケア

執筆者

久留米大学病院
（福岡県久留米市）
精神看護専門看護師
山下真範 やました まさのり

　僕は昔のように仕事をすることはできないと思います。

　私は統合失調症なので結婚なんてできません。

　臨床で患者のこのような語りを耳にする場面は決して少なくない。精神疾患をもつ人は精神疾患をもたない人と比較して自尊心が低く[1]，自尊心が低下する状況が生じたとき，否定的な自己像の活性化や否定的な思考が次々に引き出され，それらが不快な気分と身体現象，自己内外に対する攻撃／防衛的行動を招き，その悪循環に巻き込まれやすい[2]といわれている。

　自尊心self-esteem[*1]は「自分のことを好ましいと思ったり，自分を有能だと信じたりする程度を反映した自己の評価的側面」[3]「自分自身の価値と能力に対する感情あるいは評価」[4]などと定義されているが，端的に言えば個人が自分の基準において「これでいい」と自己を受容できることであり，精神疾患だけにとどまらず，さまざまな対象に対する看護ケアにおいて重視されてきた概念である。

　そして，これまで多くの看護理論家や研究者らが明らかにしてきたように，当事者の尊厳を尊重し，自信を損なわないケアによって当事者の自尊心や自己効力感をサポートすることは，当事者の自律性やセルフケア能力を回復させ，その人らしい生活を再構築していくプロセスを

支える非常に大切なかかわりの1つといえるだろう。

本稿では精神疾患をもつ当事者の自尊心や自己効力感を高めることにつながったと思われる筆者の経験や気づきを振り返り，臨床における「尊厳を尊重し，自信を損なわないケア」について考えてみたいと思う。

目標達成をサポートする
―目標設定の工夫

目標を設定し，その目標をやり遂げられたという経験は自己効力感の形成に強力な影響を与えるといわれている。筆者はデイケアスタッフとして勤務していた際，IMR（Illness Management and Recovery）プログラムを担当していた。IMRでは，参加者個人がそれぞれの目標（リカバリー目標）を達成するために疾患や疾患に由来する障害をどうマネジメントしていくかを考える作業も行うが，このとき参加者らが目標達成による成功体験を得やすいよう目標の設定にあれこれと工夫を凝らしていた。

われわれ医療職者は，当事者自身が目標や課題を達成できるような必要な道筋を想定し，当事者の現時点での能力にもとづいた目標を簡単なものから高度なものにいたるよう設定して，段階的に目標を達成できるようにかかわることが多い。筆者はこれを『積み上げ型目標設定』と呼んでいるが，積み上げ型では「今後きっと役に立つだろう」とあれもこれもと欲を出して小目標を乱立してしまうことや，非常に細かく小目標を設定してしまうことがある。もちろん，このような段階的な目標設定によって少しずつ

多くの小目標を達成したという経験は当事者本人の自信となり，将来的に幅広い目標を達成するうえでのベースとなる能力にもつながる。しかし一方で，個人の目標に直接関係のない小目標や課題の達成に疲弊してしまったり，最終的な目標（大目標）を見失ってしまう参加者も少なくなかった。

そこで，1人のデイケアスタッフが作成した「リカバリーへの道」（図1）と題したツールを活用し，そのような参加者らをサポートしようと試みた。

「リカバリーへの道」では，当事者個々人の「リカバリー目標」（夢・希望，どんな自分になりたいか）から，それを叶えるために必要な“目標”とその目標を無理なく達成できるような“小目標”を設定して，その小目標を達成するために毎日の生活で無理なくできる“行動プラン”を作成する。これはたとえるなら，カーナビゲーションシステムが目的地から現在地を逆行して検索し，最短ルートを導き出すような『ルート探索型目標設定』であり，長期の見とおしが苦手な参加者や眼前の目標を見失いやすい参加者のサポートに非常に有効であった。また，計画の全貌を1枚の図でわかりやすく可視化したことで，参加者らも日常的な取り組みが大目標（リカバリー目標）につながっていることを意識しやすくなっただけでなく，行動プランに積極的に取り組んだことによって小目標や目標を達成することが増え，そのことが当事者らの自信や自己効力感につながり，さらにさまざまなこ

＊1　self-esteemは自尊感情とも訳されるが，本稿は訳語や概念について議論する内容ではないため，自尊心という表現で統一した。

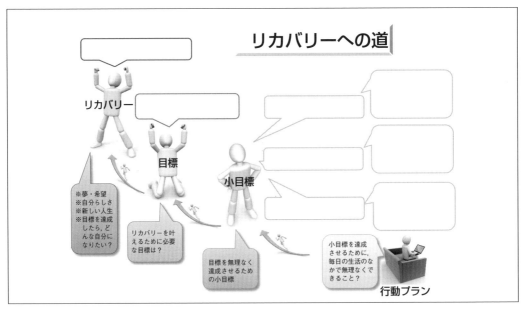

図1　デイケアスタッフの作成したツール「リカバリーへの道」

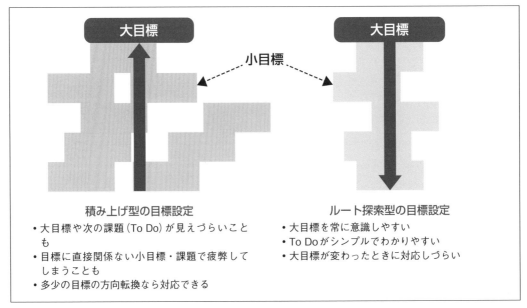

図2　積み上げ型とルート探索型のメリット・デメリット

とに積極的に取り組もうとする姿勢を育んでいったとも考えられる。

『積み上げ型』と『ルート探索型』の目標設定のメリット・デメリットを図2に示したが，対

象者の特性や意欲にあわせて使い分けることによって課題や目標への取り組みを効果的にサポートでき，自尊心や自己効力感を高めるかかわりにつなげられるかもしれない。

「できないモデル」でもいい

病棟やデイケアには，当事者らのモデルとなる人々（ほかの当事者，巣立っていったピア的な人々，主治医や病棟・デイケアのスタッフ，各種実習生など）が数多く存在している。

デイケアスタッフであった当時の筆者はこの"モデル"の意味合いを誤解し，「スタッフは当事者や利用者の見本となるよう完璧に振る舞えるスーパーマンでなければならない」と常に気を張っていた。しかし，運動音痴の筆者はスポーツプログラムではいつも失敗してばかりで，すっかり自信をなくし，毎日のように落ち込んでいた。

そんなとき，デイケアを卒業する利用者O君から，筆者が失敗している姿やそれを克服しようとする姿こそが特に重要なモデルとなったと聞かされた。彼は，筆者が失敗してもがき苦しむ姿を何度も見て，「スタッフも自分と同じようにもがき苦しむ」ことを知り安心できたという。そして，筆者が何度も失敗をくり返しながら少しずつ上達する姿を見て，「この人のように続けてやっていれば，いつか自分にもできるようになるかもしれない」と感じて実際に挑戦してみた結果，自分も上達したことが自信となり，それがデイケア卒業と就労への意欲や自信につながったとも話してくれた。

O君のように，他人の上達や成功を観察して

「自分にもできそうだ」という感覚をもつことをBanduraは自己効力感を高める要素の1つとして「代理的体験」と示したが[5]，同時にO君は必ずしも『完璧な立ち振る舞い』だけがモデルに必要なものではないと気づかせてくれた。

さらに「もがき苦しんでもいいのだ」と気づいたO君は，ほかの利用者に自分がデイケア卒業に向けてもがき苦しむ姿を包み隠さず見せたり，さまざまな経験を話したりしてくれた。その姿は多くの利用者らを勇気づけ，追随してさまざまなことに挑戦する利用者を何人も輩出したが，それを知ったO君は「自分は世の中の役立たずだと思っていたが，はじめてほかの人の役に立てた」と，自分自身にはじめて価値を見出せたという。

かつて話題となった書籍，『嫌われる勇気』には「他者から『よい』と評価されるのではなく，自らの主観によって『わたしは他者に貢献できている』と思えること。そこではじめて，われわれは自らの価値を実感することができる」[6]とあるが，まさにO君は他者に貢献できたという体験で自己の価値を実感し，自尊心や自己効力感の高まりを感じられたがゆえに，次のステップに進む勇気や自信を得たのだろう。

ほめるというケア

当事者の自尊心や自己効力感に働きかける看護ケアとして「できていることを肯定的に評価する」ことは文献でも有効性が示されている[7, 8]が，この『肯定的に評価する』ことは思いのほか難しい。

筆者もうまくできているとは言えないが，①

ささいなことでもほめる（あいさつがいい，約束が守れているなど），②気づいたときにほめる，③結果や成果だけではなくプロセスをほめる，④内面をほめる（人知れずがんばっている，やさしい，思いやりがあるなど），⑤他人との比較ではなく本人が過去からどのくらい成長したかをほめる，といったことを意識すると，スムーズに言葉が出てきやすいと思われる。

　ただし，「ほめる」ためには日ごろから当事者とよい関係性を構築しておくことと，行動や発言に常に注意を払い，観察しておくことが何より重要である。言葉だけの表面的な称賛や相手の行動や発言にそっていない画一的な言葉では肯定的な評価でも上滑りし，ともすれば不信感を抱かせることにもなりかねない。

おわりに

　筆者が思うに，「尊厳を尊重し，自信を損なわないケア」は医療職者から当事者らに向けて一方的に施されるケアではない。医療職者によってエンパワメントされた当事者らの前向きな取り組みや姿勢によって医療職者らがエンパワメントされ，よりいっそう当事者の支援に力を発揮できるようになるという，双方向的なケアの一面をもつともいえるのではないだろうか。

　本稿で取り上げたかかわりは決して特別なものではなく，精神科臨床に携わる医療職者であれば意識せずとも常日頃から行っているかかわりとなんら変わりはないと思われる。ただ，あえて特筆すべき点をあげるとするならば，当事者のさまざまな能力を信じ，当事者に自身の能力を信じられるようかかわり続けたことであろう。事例数も少なく，個人の経験が中心であるため一般化はできないが，何かしらの参考となれば幸いである。

〈引用・参考文献〉
1）Muhammad Rizwan, Riaz Ahmad：Self-Esteem Deficits Among Psychiatric Patients. SAGE journals, 5（2），2015.
2）國方弘子：精神に病をもつ人の自尊心が低下した時の心身と行動の構造．日本看護科学会誌，30（4），p.36-45，2010.
3）Virgil Zeigler-Hill編：Self-Esteem. Psychology Press, 2013.
4）M. Rosenberg：Society and the Adolescent Self-Image. Princeton University Press, 1965.
5）Bandura,A.：Self-Efficacy—Toward a unifying theory of behavior change. Psychological Review, 84, p.191-215, 1977.
6）岸見一郎，古賀史健：嫌われる勇気—自己啓発の源流「アドラー」の教え．ダイヤモンド社，p.206，2013.
7）蓮尾英明：超実践的！　だれでも使える心理療法のエッセンス—第2回　コンプリメント．月刊薬事，62（13），p.2593-2596，2020.
8）菊地淳，東中須恵子，阿部由香，板橋直人：精神科看護師の褒める関わりによって起こる患者の行動変容についての文献研究．日本保健医療行動科学会雑誌，33，p.68，2018.
9）江川幸二：第12回日本クリティカルケア看護学会学術集会報告　教育講演—回復意欲を高める看護実践．日本クリティカルケア看護学会誌，13（1），p.19-29，2017.
10）江本リナ：自己効力感の概念分析．日本看護科学会誌，20（2），p.39-45，2000.
11）國方弘子：統合失調症者のself-esteemに関する研究の動向—self-esteemの先行要因と帰結を中心に．日本精神保健看護学会誌，18（1），p.80-86，2009.
12）白石裕子，則包和也：統合失調症者の自尊感情（Self-Esteem）の要因の検討．日本精神科看護学会，47（1），p.560 - 563，2004.
13）ナサニエル・ブランデン，手塚郁恵訳：自信を育てる心理学—「自己評価」入門．春秋社，2013.
14）山下真範，赤司英博，内野俊郎：元気になるためのデイケアと心理教育—IMRをきっかけに．精神科臨床サービス，18（2），p.163-168，2018.

「協働」を大切にし，個人を尊重するかかわり

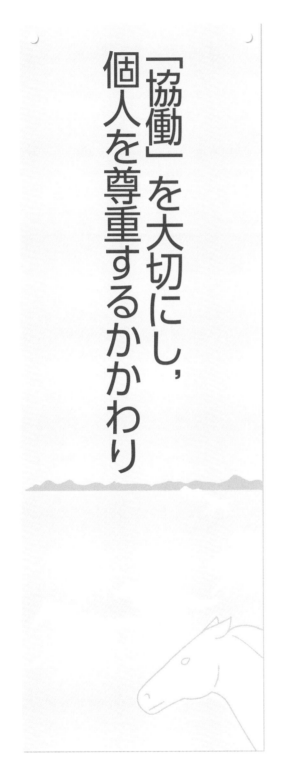

執筆者

医療法人積愛会横浜舞岡病院
（神奈川県横浜市）
看護師長
木村北斗 きむら ほくと

はじめに

　筆者は横浜舞岡病院という精神科単科の民間病院で，精神療養病棟の師長として勤務している。600床という大きい規模の病院で，精神科急性期病棟，認知症治療病棟，精神療養病棟の11病棟をもち，デイケア，訪問看護を運営している。

　精神科医療に従事するようになった当初は知識も経験もないため，よくも悪くも「人」として接していたが，経験を積み知識を身につけるにつれ，だんだんと「患者さん」として接する自分がいた。多様性が強調される昨今，個人を尊重することの大切さはいたるところで叫ばれている。それは精神科医療でも同様であり，「患者さんとのかかわりで大切なもの」をその難しさとともにお伝えしていきたいと思う。

入院する患者の尊厳

　私たち看護職員は日々，患者さんのことを考えて精神的・身体的・社会的な，いわば全人的な援助を提供している。言葉にするとたいへんなことをしているかのようにみえる。たしかに，私たちの仕事は特別ですばらしい。もっと誇る

べきで，自信をもって仕事をしてしかるべきと思う。日々臨床でよりよい援助の提供を続けているが，毎日のくり返しのうちに無意識に「援助」が「業務」に変わってしまっていることがある。患者さん目線ではなく医療者目線で物事が進んでいくなかで援助が業務へ，「○○さん」が「患者さん」へと変化していく。

　個別的なかかわりが減り，集団に対する管理的なかかわりが増えていくことで，患者さん個々の尊厳，その自分らしさや自立性が徐々に損なわれる。尊厳が損なわれたところでただちに人が死ぬわけではなく，医療者にとっては大きな支障も出ない。従順な患者さんはある意味管理がしやすくトラブルも起こさないため，波風の立たない療養生活が提供できる。そのように漫然と過ぎる毎日のなかで，「尊厳が損なわれる」というとても大きな支障が発生する。

　尊厳は取り戻すことが非常に難しく，管理的なかかわりには社会的入院や不適切な行動制限など多くの問題をはらむ。本来その人がよりよく生きるために援助を提供しているはずなのだが，その援助の過程で尊厳が損なわれていくという本末転倒なことが実際に起こり得る。患者さんは他者だけでなく，自分にさえ不信感をもち，存在そのものが揺らぐような感覚のなかで苦しんでいる。そのような状態でみずから尊厳を保ち，行動することがどんなに困難なことであるかは想像に難くない。そのような人を援助する私たち看護職員も同じく困難に直面している。援助が人の尊厳を奪っているかもしれないこと，奪う可能性があることを忘れてはいけない。同時に悩みながらも，その人のために援助を提供する自分の思いも大切にしていきたい。

　尊厳に対する援助には一定の方程式は存在

せず，どんな薬でも，どんなツールでも，いったん損なわれた尊厳を癒すことはできない。尊厳回復のためには何か特別なことをするのではなく，患者さんを「個人」として尊重すること，スタッフが1人の人間として同じ立場に立つことがスタートになるのではないか。

「その人らしさの回復」という視点が抜けてしまった事例

　慢性期病棟に入院していた中年期のA氏は，うつ病でなかなか気持ちがもちあがらず，日常生活全般にも援助を要していた。あいさつをするたび苦笑いのような弱々しい笑顔で応じ，こちらに配慮するかのように，聞かれたことに応える。薬剤調整はなかなか奏効せず，入院期間が長期化していた。トイレにはみずから行くものの，時折失禁があるため紙パンツをつけており，自身で洗濯するほどの意欲がもてないためリースのジャージを着用している。食思低下があるときは介助を受けていた。

　スタッフは日常生活に支障が出ないよう一生懸命だったが，A氏はそれをただ受け入れるばかりで，A氏の思いを聞くことに多くの時間を割いてはいなかった。

　日常生活を保つということは，その人の生活，生命が脅かされるという不安を取り除き，安心感を与える援助である。気持ちのあがらないA氏にとって自分で考え，行動することは大きなエネルギーを使い，苦痛を伴うものだっただろう。つらいときに支えとなる援助は信頼関係を築き，病気の予後にも大きな影響を与える。しかし，A氏にとって援助はこれだけでよかった

のだろうか。その人の尊厳を守るという配慮に欠けていたのではないか。

いままでフルタイムで働いてきたA氏は自分自身を日々「セルフケア」してきた。それが病気により障害された。セルフケアを代行することは看護の重要な役割であるが，代行するだけでは充足はされない。「セルフケアを回復する」視点が必要である。その人らしさの回復がなければ「患者さん」になってしまう。毎日同じ日課を過ごし，同じ服を着て，出されたものを食べる。同じような人と会い，同じ景色を見続ける。これがどれだけ異質なことか考える必要がある。手を差し伸べられるままに生活していくなかで，A氏のその人らしさが意欲とともに徐々に失われていったことが，入院の長期化の一因にもなったのではないか。看護者は困っている人ほど手を差し伸べたくなるが，「その人が本当に望んでいること」，そのための援助を提供していかなければならない。一生懸命な人ほど陥りやすくなる罠。かかわりがかえって自立を障害し，尊厳を奪っていくこともあるのではないだろうか。

意思決定を尊重した事例

20代のB氏は発達障害と精神障害を抱えており，10代のころから精神科病院への入退院をくり返していた。今回の入院も支援者への暴力行為がみられたことによるものであり，入院中もスタッフに対する暴力行為が時折みられていた。衝動性が高く，重大な他害エピソードもあるため，入院をくり返すたびに支援者が減っていき，退院先の調整が難しいこと，衝動性のコ

ントロールが必要であり，今回の入院は数年に及ぶ長いものになっていた。自立した生活や作業などさまざまなストレスのなかでの生活はB氏にとっては困難であったようで，「退院」が成功体験よりも失敗体験として認識されているようだった。

社会生活が自己実現のよろこびよりもストレスのほうが大きくなった原因は，医療主導で本人の生き方を検討してしまい，自身の意思決定支援が不十分だったからと考えられる。

本人のよりよい生活のためにと考えてはいたが，その「よりよい生活」は医療者目線でのものであり，本人の思いと乖離があった可能性がある。支援だけで生活を支えることはできず，継続的な社会生活には自己決定が欠かせない。人から与えられたものではなく，みずから選択したことが自己実現に結びついていく。

そこで，意思決定を尊重したかかわりをもつように方針を検討し直した。病棟では原則プライマリーナーシング制をとっているが，B氏に対しては3名の担当看護師を設定した。それぞれの役割をこなし援助を提供することで，課題と向き合う人，支援を依頼する人，受容的にかかわってほしい人とB氏がスタッフそれぞれとのかかわりを築いていった。以前は本人の発達特性上，本人の意思決定よりも周囲の評価が優先されていたが，本人がどう感じているか，考えているかを意識して傾聴し，カンファレンスにも積極的に参加してもらった。ある日，B氏はイライラをものへ向け，病棟の物品を壊した。故意に破損させているため，修理費の自己負担が発生し，自身のお金で払わなければいけなくなってしまった。これまではB氏の負荷を軽くした状態で退院への課題に取り組めるように支

援しており，本の購入や携帯電話の使用，小遣い管理などは本人の希望にそって受け入れていた。しかし，今回の修理費の支払いに伴う我慢はB氏にとっては久しぶりの大きな負荷であり，スタッフは「B氏が我慢できず，また暴力行為にいたるのではないか」という心配が強かった。

　暴力のリスクはあったものの，意思決定の機会を尊重するために，B氏には実際に支払いが始まる前から修理費が発生すること，それに伴い節約の必要性があることなどを説明し，金額，支払い方法，節約できるもののような具体的な点と，我慢によりストレスが増えること，ストレスの対処がいままで以上に必要になることなども本人と共有しながら進めていった。

　3名の担当看護師と精神保健福祉士が中心となり，それぞれのアプローチで受容を促し，コーピング行動について助言していった。有料のアプリケーションを解約したり，本の購入を控えたり，実際に我慢することが増えるとイライラした様子も増したが，頓服薬を使用する，トイレにこもって1分間深呼吸をする，などのコーピング行動を試しながら過ごしている。現在，B氏は大きな課題に直面しているが，暴力行為なくコントロールができている。

　意思決定の尊重が暴力行為の抑制に対して一概に奏功しているわけではなく，これまでの積み重ねの結果であることはいうまでもないが，少なくとも本人と積極的に共有して進めていくことは暴力行為の予防には効果があると考えられる。正直に言って，本人が思うような生活を送ることは難しいかもしれない。しかし，その人とその人のもつ希望を受け入れ，「どうありたいか」「どうしていきたいか」について話し合うことが大切である。どのように生きていくか，

選択するのは患者さん自身である。あくまで私たちの仕事はサポートであり，先導することではない。

病棟管理者として
スタッフに伝えていること

　精神科医療に携わって約16年。はじめてステーションから病棟に一歩出たときのことは，いまでも鮮明に覚えている。自分なりに患者さんとのかかわりを続けてきたが，いまだに悩み続けている。しかし，それは悪いことではなく，「悩むことこそ大切」と考えている。

　現在，病棟管理者としてスタッフの目を通じて患者さんをみることが多くなり，新しい発見が増えている。それは心強くもあるのだが，自分のアセスメントの未熟さや，管理的な視点になっていることを反省することにもつながる。

　「精神科にスーパーナースはいない」とかつて話してくれた先輩の言葉が理解できるようになり，いまは意識的に「協同すること」を大切にしている。協同するためには尊重することが欠かせず，それはあらゆるものにつながっていくものだからだ。患者さんとの治療関係だけでなく，家族，支援者，同僚など，さまざまな人との協同を大切にすると，自然とそれぞれお互いの満足度があがっていく。それを下地にして，よりよい医療が芽吹くのではないかと考えている。相手を尊重したさまざまなかかわりが，さまざまな関係に発展し，影響していく。1人1人としてはとるに足らないものながら，なくてはならないものになっていく。

尊厳を守り自信をもってもらう看護の形

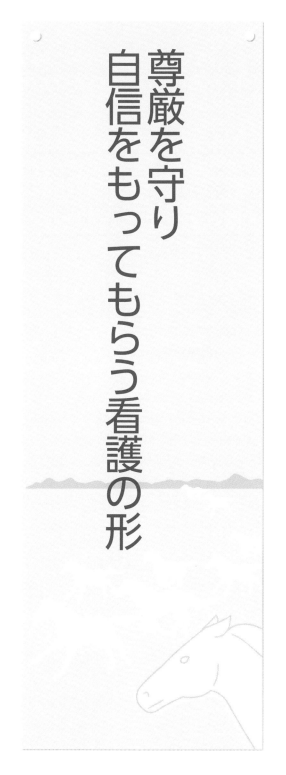

執筆者

医療法人生生会松蔭病院
（愛知県名古屋市）
精神科認定看護師
貝田博之 かいだ ひろゆき

はじめに

　精神科病院では，その病気の特性から，本人の同意がなくても入院もしくは隔離や身体的拘束といった行動制限が行われる。医療者の立場からいえば患者の安全の確保，病的体験からの弊害を与えないという思いがあるのだが，どこまでの制限が必要なのかその線引きは難しく，その判断によっては患者の自尊心を傷つける行為である。そして，自尊心が傷つくことにより患者にトラウマを与えかねないことだということは，読者の皆様も共感できるところだろう。

　誰もが患者の自由を奪う行動制限をしたいわけではないが，病的体験に左右され，自傷，他害のおそれがある患者を目の前にして，常に付き添うこともできず，業務に追われるなか，どのようにすることが患者の尊厳を大切にし，自信を回復させる看護なのかを考えたいと思う。

日本の精神科医療を振り返る

　日本の精神科医療は，患者の尊厳という面から考えると，決して胸を張れるものではない。もとは精神病者監護法から始まり座敷牢が法律で認められていた時代，そして高度経済成長期

から民間病院が増え，病院のなかに地域をつくり，社会復帰が進まなかった時代が過去の日本の精神科医療である。そのような流れで，患者に対する看護は集団的に患者を管理するという意味が大きく，病院の生活になじませる，院内寛解という患者がほとんどであった。

一方，世界では脱精神科病院，地域精神保健に向かったが，日本は精神科病院収容主義，市民としての尊厳より治安的視点が優位な面が大きく，薬と管理が精神科医療となっていた。

そこから現在の日本の精神科医療は地域移行をめざし，患者のリカバリー，エンパワメントなど，患者が地域で生活できるように回復させるという視点が主である。そして，その回復には患者の尊厳を守るということは大前提であり，私たちは過去の精神科医療における管理，収容という「しきたり」から脱却しなければならないと筆者は考える。

当事者の言葉からの学ぶ

筆者は以前，当事者も参加した精神科関連の学会で，シンポジストとしてある企画に参加させていただき，そのシンポジウムの終盤で当事者に隔離や拘束についての思いをこう言われたことを覚えている。

「患者はネズミ，医療者はゾウ」

たとえば隔離処遇や拘束下の場合，患者はたった1人でほとんどの時間を過ごしている。常にそばにいることができればそのような制限を回避できるかもしれないが，現実的には難しい

のが現状である。

その時間をどのような思いで過ごしているのか，私たちは業務のうえで，ほかのスタッフや医師などとかかわっているが，患者はたった1人で時間を過ごしている。そして，病的体験にさらされながら「はずしてほしい」「外に出たい」と希望を伝えたとしても，病状の回復なしにはその声はなかなか届かないというのが現実である。対して医療者は医師，看護師，そのほかの仲間がおり，仕事のストレスも仲間と共有できる環境にある。この当事者の「ネズミとゾウ」という言葉は，治療を行ううえでの関係性であり，このような思いをさせないように，患者を取り巻いて包括的に医療を提供していくことが大切である。患者は常に不安な思いを抱き，たった1人で病的体験に左右される。患者にとってはその体験は現実であるが，医療者からは幻覚，妄想という理解をされ，投薬をされる。まず私たちが行わなければいけないのは，患者に孤独感をなるべく与えないということではないかと思い知らされた。

以前，筆者は隔離拘束を体験した患者にアンケートをとったことがある。実施するにあたりアンケートを行う前は，患者からの意見として「つらかった」「さびしい」などの否定的な意見が多く聞かれると思っていた。しかし実際にアンケートを実施していくと，そのような否定的な意見の一辺倒ではなかったことにびっくりした。たしかに「次に職員さんがいつ来てくれるかわからなかった」「いつ出られるかわからなかった」「孤独との戦いだった」など否定的な意見があった反面，なかには「あの看護師さんが話を聞いてくれたから安心できた」「静かな環境でよかった」「頻回に様子を見に来てくれて

助けられた」など，つらい環境下でもそのようなかかわりによって助けられたという肯定的な意見も聞かれた。そこから見えることは，たしかに隔離や拘束は精神科医療にとって必要なことだが，その行為は自尊心を傷つける行為であるということを私たちはより理解すること，かかわりによっては強い信頼関係が結べることを学ぶ機会となった。

またこのかかわりは，常に寄り添える場所にいる私たち看護師にしかできないのではないか。患者に与える侵襲を抑え，行動制限という自由を制限し自尊心が傷つけられることへの絆創膏となり得るのではないかと筆者は考える。

責任を移譲し自己決定を認めること

精神科ではその特殊性からそれぞれの病院，病棟にさまざまなルールがある。そのルールは多種多様であり，主には日常生活にかかわることである。看護者は，患者の立場からいえば，不必要で過剰な管理を行っていないとは言い切れない。精神科救急病棟では，病状の不安定さから危険物の取り扱いに細心の注意を払い，慢性期病棟では嗜好品のタバコやお菓子の管理，薬の管理などで，病棟の特殊性を踏まえたルールが存在する。そのようなルールは病棟を安全に管理するということ，つまりさまざまな事故のリスクを考えれば必要なものと考えられるが，患者の尊厳やリカバリーという視点で考えると疑問に思うところがある。精神科医療では医療者都合でいえば精神科特例があり，人員が少ないことなどの理由があるが，本来は患者に自立を促すということが目標である。しかし業

務の忙しさや人手不足などから，どうしても集団的な管理にばかり手をとられてしまい，個別的なかかわりがもてないことがある。

もともと私たちは患者が自立できるように，病院ではなく社会で生活できるために援助をしているのだが，集団的な管理が退院に結びつくのかというと必ずしもそうではない。

社会学的に自立の定義は「自己決定にもとづく自己管理」とされている。自己決定とはその人が決めること，その決定には人それぞれの価値観が存在し，その決定が病棟ルールにそぐわなければ，それは聞いてもらえないことになる。

よくこういった場面を目にすることがある。患者が指定時間外にお菓子やお茶を取りに来て，「いまはおやつの時間じゃないから渡せない。ちゃんと時間どおりに来てください」。

たしかに時間を守る，規則を守るということは大切だが，そのかかわりが社会復帰につながるのだろうか。それは院内寛解をさせることであり，社会復帰につながることではない。

そういうかかわりや病棟ルールを守らせることで，患者は自己決定をできる機会を逃し，管理される側として病棟生活を送ることで自信を失ってしまうこともあるだろう。問題はそれが生活者である患者との合意によって成り立っているのかということであり，いったい何年前からの，誰の決定なのかもわからないしきたりに縛られたままだとしたら，どんな理由であれ，それは行動制限にすぎない。

相互的なかかわりから見えたもの

筆者が以前体験した事例を紹介する。統合失

調症のＡ氏は年単位で隔離室を使用していた。被害妄想が主で，現実見当識の低さもあり，なぜ自分が隔離されているかが理解できず，日々かかわるスタッフへの攻撃性も見られていた。病状をみて開放観察をくり返すのだが，暴言や暴力が原因で隔離解除まではなかなか進まなかった。このような状況が変わらないことから患者，スタッフも疲弊し，患者への期待感ももてない状況だった。そうした状況が進み，結果的に年単位の長期的な隔離処遇となっていた。

いま振り返ると，患者への説明として「開放中はトラブルを起こさないこと」「暴力を振るわないこと」などと，開放の条件は常に医療者側が提示していた。守れれば「よくできましたね」など肯定的なフィードバックをするのだが，このかかわりでは，患者の意見を聞いておらず，医療者側が一方的な条件を示し，条件を守れたとしても決して自己決定したことではない。

また関係性も悪くなり，医療者側は問題が解決されない，いつも同じ問題を起こすというネガティブなラベリングをしてしまい，患者としてはできないことをいつまでも見られていると負のスパイラルに陥っていた。

そうした状況で，患者本人にどうしたら隔離室から出られるか，またいま何がいちばんしたいかという質問を投げかける機会があった。すると，「歩く練習がしたい。そして売店まで行きたい」と希望を話された。理由を聞くと，「足の筋力がかなり落ちていてしっかり歩くことができない。それに自分で買い物をしたい」という希望を話された。たしかに長期的に隔離処遇だったため，筋力が落ち，歩行も不安定さが目立っていた。患者本人はそのことを気にかけ，なんとかしたいという思いをちゃんともっていた

のだが，スタッフは隔離要件のなかの他害や自傷などに目を向け，双方の問題の視点がずれていることがわかった。そして「どうして話を聞いてくれたんですか。協力してくれるんですか」と少しスタッフを信頼できるような言葉も聞かれた。質問がきっかけとなり，現在その患者は隔離室を使用することなく過ごせている。

それまでの病棟の価値観として，隔離処遇の患者は，とりあえず開放観察し，一般床，ホールなどでほかの患者と時間を共有し，そこで問題なければ隔離解除という流れなのだが，回復には自尊感情，自信の回復が必要不可欠であり，そのリカバリーの形は決して1つではないということ，その希望に寄り添えることが大切だということが学べた事例であった。

看護だからできること

最後に精神科の現場は，なかなか退院に結びつかないケースや，長期入院者とも長いつきあいとなり，病院自体が生活の場となっている現状がある。かかわりが長期となれば親しみやすさも進み，いわばなれ合いのような関係性にもなるだろう。しかし，そのなれ合いが患者の社会性を低下させる要因にもなる。私たち医療者が礼節をもった対応をすることで，患者の退行を防ぎ，もっている自尊感情を高めることが大切となる。私たち看護師は常に患者に寄り添える立場だからこそ，患者を精神疾患患者としてではなく1人の人とし尊敬し，患者が体験している思いに共感でき，患者の言葉を大切にできることが患者の回復には重要だろう。これはどの職種にも真似できない看護職の強みである。

オンラインでの精神看護学実習
闘病記の活用を中心に位置づけた試み

佛教大学保健医療技術学部（京都府京都市）
准教授
阿部あかね
あべ あかね

同 助教
手島弘恵
てしま ひろえ

 ## はじめに

新型コロナウイルスの感染拡大防止のため，佛教大学保健医療技術学部（以下，本学）も2020（令和2）年4月以降，学内講義はもとより臨地実習も全面的に方法の変更を余儀なくされた。筆者らが担当する精神看護学実習もオンラインで行うことになり，急ぎ5月から始まる実習プログラムの再構成を迫られた。そこで，①実習病院の臨地指導者によるビデオ講義，②プロセスレコードの作成と検討，③2冊の闘病記の検討という構成で行うことにした。

そのなかで特に時間を割き，通常の実習なら「受け持ち患者さんのアセスメントと看護」にあたる部分を闘病記の検討で代替策としたのだが，本稿ではこの闘病記を活用した経験を中心に報告させていただきたい。

 ## オンライン実習の概要

実習は2020年5～7月末に行われた。受講学生総数は4年生60名で，1クールは2週間，担当教員は毎クール3名である。各クール15名の学生を，さらに5名ずつ3つの小グループに分け，それぞれに教員1名が担当する形で4クールくり返した。初日のオリエンテーション時の「臨地指導者によるビデオ講義」はYouTube（限定公開）にアップしてオンデマンド形式とし，それ以外はすべてGoogle Meetによる双方向システムで行った。実習目標とプログラムは表1，2にまとめた。

 ## 臨地指導者によるビデオ講義

事前に実習病院の臨地指導者に精神科臨床看護の実際として，「病院の概要および最近の精神科医療と看護の動向」「アルコール依存症の看護」「多職種による退院支援の取り組み」「精神看護学実習で大切にしてほしいこと」を講義していただいて（各20分程度），動画撮影し，限定公開としたうえでYouTubeにアップした。学生は実習初日の午前に病院パンフレットを参照しながら動画を視聴，午後は動画をもとにグループディスカッションを行い，まとめのレポートを作成した。これは実習目標①，②，③の「導入」に対応するものである。指導

実践レポート

表1　2020年度精神看護学実習目標

①精神的健康の維持・回復のために援助を必要とする対象者について，身体的側面，心理・社会的側面からアセスメントし，説明できる。
②対象者の回復過程，および入院から地域生活にいたる過程について総合的な観点から援助のあり方を説明できる。
③地域で生活する対象者を取り巻く環境や生活状況を理解し，説明できる。
④自己のコミュニケーションや，関係性構築のあり方を振り返り，自己のコミュニケーションや対人関係のもち方や傾向について説明できる。

表2　オンラインでの精神看護学実習プログラム

第1日目	第2日目	第3日目	第4日目	第5日目
オリエンテーション／臨地指導者によるビデオ講義	闘病記①『統合失調症がやってきた』			闘病記①発表ディスカッション
ビデオ講義のディスカッションとレポート作成	↓	↓	↓	各自のテーマについてレポート作成
第6日目	第7日目	第8日目	第9日目	第10日目
プロセスレコードの作成	闘病記②『凄絶な生還』			3グループ合同カンファレンス
プロセスレコード検討会	↓	↓	闘病記②発表ディスカッション	記録まとめレポートの作成

者達からは入院患者さんならびに病棟の様子や看護上の葛藤，やりがいといったリアルな状況が語られた。閉鎖処遇や保護室の様子，患者さんの様子などのイメージできない部分は教員が説明を加えながら，学生たちは精神科病院という特殊な環境やそこで働く医療者について，また地域とのつながりのもち方などについて理解できていた。

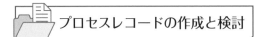

プロセスレコードの作成と検討

　実習目標④に対応するものである。今回はやむを得ず，前年度に終了した成人急性期，成人慢性期，老年看護学実習を振り返り，印象的だった場面をとりあげることにした（学生は思っ

た以上に細かく記憶していた）。午前中はプロセスレコードを作成し，午後からグループごとに，1人の学生に30分程度かけて検討会を行った。

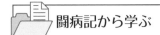

闘病記から学ぶ

　これは実習目標の①，②，③に対応したものであり，実習の中心に位置づけた。今回は患者さんや医療者から直接学ぶことはできないものの，できるだけそれにそうべく，リアルな患者像や医療，周囲との関係性を知り，アセスメントするための教材として闘病記がもっとも適していると考えた。今回の実習でもっとも工夫を要した試みでもあり，以下に闘病記の活用につ

表3　実習記録の構成

①フェイスシート（氏名, 生年月日, 診断名, 保健区分, 入院までの経過, 現在の症状と主訴, 本人の受けとめ, 性格, 本人の要望・ニーズ）	⑥全体像
②ライフイベントと症状の経過	⑦看護問題と看護計画
③GAF尺度, 治療内容と経過, 身体上の問題	⑧プロセスレコード
④エコマップ・ジェノグラム, 社会・環境的問題	⑨日々の記録
⑤セルフケアアセスメント表	⑩睡眠日誌, クライシスプラン（必要時）

いてくわしく振り返る。

1）闘病記の選定

　幼少期からの生育歴がわかるもの，症状の体験や，病いを得ながら生活をする様子がリアルであるもの，発病から回復過程にいたる一連の経過がわかるもの，周囲の人たちとの関係性がわかるものを基準に，教員が次の2冊を選んだ。

①ハウス加賀谷，松本キック，『統合失調症がやってきた』（2013，イースト・プレス）
②竹脇無我，『凄絶な生還—うつ病になってよかった』（2003，マキノ出版）

2）闘病記を用いた学習の実際

　教員はグループにおいて主にファシリテーター役をとった。本学の実習記録は身体的，心理・社会的側面を多角的にとらえ，整理することを意識して構成しており（表3），今回の実習も例年と同じものを使用し，情報を整理した。そのうえで，2冊の闘病記から「学生の問題関心」に焦点をあて，その問題関心事から出発し，関連すると思われるキーワードを教員が提示しながら約3日間かけて枝葉を広げるように調べ，

考えることを促す方法をとった。学生の多様な関心や学びを最終的にグループで共有できれば加賀谷氏と竹脇氏をより重層的に理解できると考えたからである。

（1）闘病記1日目

　①学生は実習記録用紙に必要事項を記載，整理しながら闘病記を読む。同時に気づいた点もチェックしておく。気づいた点とは，闘病記の著者である加賀谷氏や竹脇氏の疾患と障害や人生を特徴づけていると思われる箇所である。具体的には，疾患に関連がありそうな事柄（発病時期，症状や病状の変化，治療の効果など），その人を理解するカギとなりそうなところ（成育歴や生活環境，ライフイベント，職業選択）などである。また疑問に思ったこと，特に印象的であったエピソードなども含まれる。

　②グループカンファレンスで，それぞれが気づいたことと感想を発表し，意見を交換する。グループの仲間たちの興味，関心や意見も聞いたうえで，あらためて自分が関心をもち，3日間かけて「深堀り・探求」してみたいテーマを1つ，2つ焦点化する。さらにそれに関連するキーワードも複数あげる（表4, 5）。

実践レポート

表4　加賀谷氏のライフイベントと症状経過

ライフイベント	(西暦)	(年齢)	症状の経過
			みんなと遊びたい，笑っていたい。教育熱心な母親，習い事や塾。成績優秀。石の仮面。
学習塾，入塾	1983年	9歳	
	1984年	10歳	真っ黒いノート①
退塾	1985年	11歳	親に抵抗，退塾へ②
中学校入学			
	1988年	14歳	自己臭妄想③と幻聴「僕ってくさいよね」。性格は暗く，無気力④。親友「ジャガ」の存在。コンプレックス，他罰的，不眠（交番に助けを求める）
	1989年	15歳	爆発，家庭内緊張状態⑤
高校入学（通学したり，しなかったり）	1990年	16歳	
皮膚科で「ワキガ」手術			
思春期クリニック通院開始，服薬（母親もうつ病で治療⑥）			幻視「廊下が波打ち襲ってくる」
グループホーム入所⑦ アルバイト開始→大阪へ→グループホーム退所			通院1回／月。内服は継続。幻覚妄想は消失
「松本ハウス」結成（徐々に売れっ子芸人になっていく）	1991年	17歳	
『電波少年インターナショナル』『ボキャブラ天国』出演「簡単なことはするな」（キック）⑨→自殺を思いとどまる 転居（芸人の仕事はかろうじて続けていた） 母と同居 コンビ解散		22歳	少しずつ疲労蓄積。怠薬，自己調整，増薬⑧ 大量服薬，「こんな体壊れてしまえ」。健忘，感情制御不能，無気力，不眠 幻覚・幻視，「スナイパーに狙われる」「みんなが心配してのぞき込んでいる」。心苦しさ
精神科初回入院⑩（閉鎖病棟・保護室⑪）。毎日筋肉注射，内服。 約1か月後，大部屋へ	2000年1月13日	26歳	「そわそわ」のない日は本が読める。自責感，集中力低下
	2000年3月		副作用，遅発性ジスキネジア，嚥下困難，低蛋白⑫
主治医交代，服薬調整	2000年4月		副作用は改善傾向，思考力もやや回復
退院	2000年8月13日		
			感情鈍麻，集中力欠如，どんよりした気分，おねしょ。無気力だが読書はできた
キックに退院報告	2000年11月		
キックとコンビ再開 エビリファイへ変薬	2005年	31歳	話が伝わる，頭がクリア，「膜が取り除かれる」。好奇心や興味関心が復活。しかし，読書は進まなくなる。芸人復帰への希望をもつ。105kgから減量し，アルバイト開始
復活ライブ開催	2009年10月9日	35歳	

表5　あるグループの学生の問題関心の例（表4内下線部と対応）

①子どもなのに過剰なストレス。ノートがめくれないとはどういうことか
②母親は過干渉すぎる？
③中学校はストレスなく楽しかったはずなのになぜこのタイミングで自己臭妄想の症状が出たのか
④幼少期の育ち，性格形成，統合失調症発症は関係あるのか
⑤父親はアルコール依存症？　機能不全家庭？
⑥母親もうつ病になるほど悩んでいた！
⑦グループホームではなぜ精神症状が出なかったのか
⑧拒薬で症状悪化。周囲の無理解が問題だ。服薬維持こそ重要だ
⑨全体をとおして，専門知識はないけど，偏見なく特別扱いしないキックさんのかかわり方と関係性のもち方がよかった
⑩看護師に関する記述はほぼない
⑪保護室に入るのに説明もされていないようだ。この保護室入室は必要だったのか。手順はきちんと踏まれていたのか
⑫副作用がひどい。そりゃ飲まないよ

(2) 闘病記2日目

③自分のテーマに関連することを調べる。学術文献は，大学の図書館リモートアクセスから「医中誌」や「メディカルオンライン」「CiNii」を用い，ほかにインターネットでYouTube，テキストを参考にする。

④自分がテーマとした周辺ではすでにどのようなことが調べられ，知見を得ており，そのうえで結論に達しているのか，そして加賀谷氏（あるいは竹脇氏）の場合はどのようなことが考えられるかを発表，ディスカッションする。

⑤④のディスカッションをふまえ，さらに学生個々が調査と考察を深めてまとめる。

(3) 闘病記3日目

⑥グループカンファレンスで，各自が学んだことと考えたことを報告する。

⑦⑤と⑥のまとめを最終的に1,200字程度のレポートにまとめる。

なお，個人作業の間も随時メール指導のほか，教員は時間を決めてGoogle Meetにつないでおき，その時間帯であればいつでも学生の質問や相談に対応できるようにした。

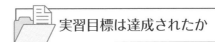

実習目標は達成されたか

今回の受講生は60名全員が単位を取得できている。

1) 実習目標①について

加賀谷氏，竹脇氏ともに幼少期・青年期の家族関係と，そこから生じる葛藤に多くの関心が向けられた。加賀谷氏の場合，幼少のころ「『石の仮面』をつけ自分の気持ちや欲求を押し殺し」「塾ではノートのページが一面真っ黒になるまで文字を書いても次のページがめくれない」などというストレス状態に陥っていたこと，さらに「進学塾へ通うことや私立校受験に反抗した」など，葛藤の多い子ども時代であったことが書かれている。そうした氏の幼少期の性格特徴や母親との関係性，家族のあり方に発病の原

因があるのではないかという意見が出され，学生たちの病気原因を追究する思考傾向がうかがえた。そこで，学生の興味のもち方に合わせつつ，そのほかの側面にも視点を促すため，「発達段階からみた思春期の悩み」「病前気質・性格論」「家族研究の変遷と動向」「母親の立場にたった夫婦関係や家族機能」「女性としての母親の人生，変化」などのキーワードを提示した。学生はそれぞれ自分のテーマに取り組み，その結果「クレッチマーや下田光造らの病前性格論は加賀谷氏にはあてはまらない。最近は性格と発病を関連づけることはあまり妥当とされていない」「家族研究は，当初は統合失調症発病の原因を家族のなかに探す研究だったが，現在家族を病気原因というよりケアの対象としてとらえられるようになっている」「母親の立場で考えると，父親にも飲酒の問題があるようで，加賀谷氏が心の支えだったのでは？　そのなかで年月を経て母親は子離れができ，母親も成長している」などの学びや考察が発表され，そこから本人のみならず，家族がおかれた立場やそれぞれの家族成員の課題に看護者としてどのようなかかわりや介入方法があるのかという議論が展開された。また『凄絶な生還』ではどのグループでも，高校生の竹脇氏にとって父親の自死がもたらしたもの，「『喪の作業』がきちんと行われたか？」という問いを家族機能のあり方とあわせて検討されていた。

また，加賀谷氏の薬物の副反応，竹脇氏の双極性障害と希死念慮やアルコール問題といった複雑な背景から，連続飲酒，離脱症状，アルコールが身体に与える影響などの身体的側面もア

セスメントすることができた。検査データや服薬内容などの記述がないためにそれらの詳細な検討はできず，その点は少々残念ではある。しかし加賀谷氏，竹脇氏，両氏について心理・社会的側面を考察することは十分にできたと考えている。

2) 実習目標②，③について

加賀谷氏は退院後，芸人に復帰する過程で先輩にすすめられて服薬を中断したために再燃にいたっている。竹脇氏も仕事仲間の「温情」から仕事を続け，かえって無理を重ねる結果に陥っている。これらのエピソードから「服薬中断を防ぐために，どのような服薬指導が効果的か」「周囲の人たちへの正しい疾患知識の教育」などの問題提起があった。ここでは，服薬中断による再燃を「それで順調」とするべての家のような考え方や，抗精神病薬の副作用の強さと苦しさを当事者の言葉で語られた資料などを提示することで，一般論としての服薬指導にとどまらず，看護者として加賀谷氏や竹脇氏の場合どう考えればよいのか，具体的に何ができるのかについて考えた。

また，加賀谷氏における相方（松本キック氏）の偏見をもたない，特別視しない接し方や，竹脇氏の入院中に出会った患者仲間との交流が回復への転機となったことなどは，私たち医療者にはできない役割と方法でそれぞれの回復を支えたことが確認できた。

残念だった点は，入院中のことや看護師とのかかわりについては2冊の闘病記ともにあまり記述されていなかったため，「援助のあり方を

説明できる」については,「このときはこういうこともできたかもね」「ここは○○や△△などのアセスメントやケアが必要だっただろう」という想像や一般論にとどまった。また,退院後の医療や精神科関連の福祉資源についても利用の記述は少なかったため,YouTubeやインターネット記事から加賀谷氏,竹脇氏のその後の生活ぶりを確認した。

3) 実習目標④について

本学では2年次の講義のなかでもプロセスレコードの作成とグループ検討を行っているが,そのときと同じく言葉のやりとりばかりに注意が向いてしまう面は変わっておらず,表情やしぐさ,沈黙の意味,どのような関係性の変化があったのかを考えるための示唆が必要であった。一方で4年生になり,より俯瞰的に自身の対人関係とコミュニケーションのもち方のクセが見えるようになっていた。

以上のことから実習目標はおおむね達成できたと考えている。

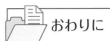
おわりに

今回の実習では思わぬ副産物もあったよう

に思う。臨床指導者によるビデオ講義では,それぞれの専門領域のレクチャーのみならず,個々の精神科看護者としての矜持ややりがいも語られたことで,学生たちは精神科看護師を身近に感じることができたようである。また,闘病記の使用について,①通常の実習の場合,患者さんから病的体験や心情がここまでリアルに語られることはほとんどないが,2冊の闘病記では赤裸々に体験が記述されていたために理解が容易であった,②学生たちは臨床状況や周囲に焦らされることなく自分のペースで加賀谷氏や竹脇氏の健康問題や人生,自分の関心テーマに取り組めた,③闘病記の著者という1人の患者さんのことだけにグループみんなでいっせいに取り組むので,教員も学生個々の進捗状況が把握しやすく,また学生が発想する想定外のテーマ設定や議論の展開に伴走するべく,柔軟さが求められる緊張感と楽しさがあった。

右往左往したものの,コロナウイルス感染症終息以降の授業を考えるうえで多くの示唆を得られる機会ともなった。ビデオ講義をしてくださった実習病院の指導者と2冊の闘病記,そして学生たちに感謝したい。

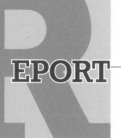

REPORT

CVPPPの未来，存在意義を問い直す
日本こころの安全とケア学会
第3回学術集会・総会開催

学会の活動と理念

　一般社団法人日本こころの安全とケア学会（以下，本学会）が活動の主軸としている包括的暴力防止プログラム（Comprehensive Violence Prevention and Protection Program：以下，CVPPP）は，2005（平成17）年から包括的暴力防止プログラム認定委員会が普及の中心を担ってきた。CVPPPは，「ケアとして真剣に当事者のことを助ける。Person-centeredにその人とかかわる」ことを基本的な理念としている。援助者は苦しんでいる当事者の味方となり，援軍となることが大切であり，互いに尊重され，守られるべき存在である[1]。CVPPPのみならず精神科病院のなかでの暴力へのケアという考えから，こころの安全を守るためのケアを考えることをより大局的に検討するために，2018（平成30）年5月に本学会が設立された[2]。

　私もこの理念に強く感銘を受け，CVPPPインストラクターの資格を取得し，全国で開催される研修に参加している。また，本学会では，理事やCVPPP研修管理委員会委員長として活動している。

CVPPP，次なる展開の必要性

　一方で近年，精神科領域の施設における暴力に関連した事件が後を絶たない。私は，「精神科領域にかかわる者」「CVPPPインストラクター」「1人の人」として真摯に受けとめ，不断の取り組みを行う責任があると感じている。

　そこで2020（令和2）年の日本こころの安全とケア学会第3回学術集会・総会（以下，本大会）では（大会長：下里誠二，実行委員長：木下愛未，ともに信州大学），CVPPPの理念を踏まえたケアを展開すればこのような事件はなくなると信じ，大会のテーマを『今あらためて，CVPPPの存在意義を問う—みんなのこころの安全を守るために』とした。それは，CVPPPの理念が置き去りとなって身体介入技術のみに注目されていると感じることがあり，CVPPPが護身術の類であると誤解されてしまう可能性を懸念したからでもある。

　CVPPPは援助者だけが理論を展開するのではなく，当事者やそのほかの分野の専門家との対話にもとづく展開が重要であり，そのための仲介役としての存在をめざしている[3]。そこで学術集会では，

第1回大会以降一貫して患者さんと看護師が同じ平面に立って共通の言葉で共通の目標を語れること[4]を大切にし，各分野で活躍されている多くの当事者に講演していただき，当事者が希望をもち続けられるため，われわれに何ができるのかリカバリーとケアについて語り合い，CVPPPの役割と可能性を探求している。

　本大会のプログラムは，ケアという視点を強く意識した構成となるよう企画した。

本大会での新たな気づき

　本大会でも，講師の方々から多くの学びをいただいた。

　『下手くそやけどなんとか生きてるねん』[5]の著者，渡邊洋次郎さんは，「拘束・隔離をされているときのスタッフのケアで，瞬間的にでも心の緊張が緩んだことはありますか？」という質問に，「拘束・隔離をされている状況下では自分の存在価値が下がっていた。だから，こうされて当然の人間だと考えていた」という返答をした。

　私は，たいへんショックを受けた。これまで1日でも早い解除をめざして対話をしてきたが，その対話のなかに当事者は"希望"ではなく"絶望"を感じていたのか

独立行政法人国立病院機構肥前精神医療センター（佐賀県神埼郡）
看護師／CVPPPインストラクター

永池昌博
ながいけ まさひろ

もしれない。私は第1回学術集会で，"変えるべきは意識"と医療者の意識を変える必要性を問いかけた[6]。長谷川さんが，「声なき声に私は応えたい」[7]と話されたように，当事者の言葉の裏に隠された気持ちを読みとる必要がある。いや，気持ちを裏に隠す必要がない対等な立場での対話をめざす必要があるのだと思う。

「対話から始める『脱！ 強度行動障害』」と題した教育講演では，信州大学医学部特任助教の樋端佑樹さんが，「行動障害は，言葉でうまくやりとりすることができない彼らが人権侵害をうけ誤学習やトラウマ的体験を重ねた結果である。彼らは人権侵害をするなと行動障害を用いて全力で訴えているのであり，彼らの存在を尊重し，行動の根っこにあるものに注目して，苦痛なく，不安なく，混乱なく過ごせる，つまり，選べて楽しく，見とおしがあり，納得でき，わかる環境を保証する必要がある」[8]と話された。これは，CVPPPの考えと一致している。一見すれば言語的コミュニケーションが困難な状況だからこそ，常に最大限の敬意が払われ，人としての当事者のリカバリーを妨げないようにかかわる必要がある。拘

束されてもリカバリー[9]を支えられるケアを提供する責任があるのだと考える。

特別講演では関西福祉大学の中村剛さんに，「潜在化している声に応える―ケアの原理と本質」と題して講演していただいた。中村さんは，下里さんが第1回学術集会で話されたエピソード（双極性障害で入院していた方がCVPPPを実践してきた看護師に「あなたは私の病気を知ろうとしない。その代わりに人格を知ろうとして認めているのが分かる。それは私のたった一つの救い」と言われ，"人格尊重型の看護師"という称号をいただいた看護師と当事者の話）[10]を例にあげ，CVPPPのPerson（人）の先にあるPersona（人格）を大切にする姿勢に対して「Persona-Centered Care（ペルソナ・センタード・ケア）」と表現された。また，当事者の人格を認め，声を聞き，心を痛め，ともに考えることがケアの始まりであり，「人格に対する態度」が生み出すものをケアと話され，CVPPPのめざすべき方向を指し示していただいた。

本大会終了後は，「当事者の声を聞く貴重な機会になった」「自分の看護を振り返るきっかけにな

った」など，多くの感想やねぎらいのメールをいただいた。特に感激したのは，「昨年の学術集会よりも当事者を大切に考えていることが伝わった」という当事者からの感想だ。私は，CVPPPは当事者と医療者の双方が希望をもち続けられるためのプログラムだと考えており，この当事者の声を聞き，本学会の方向性が間違いないことを確信した。

CVPPPの未来

2019（令和元）年10月に『最新CVPPPトレーニングマニュアル―医療職による包括的暴力防止プログラムの理論と実践』が発刊された。これまでの，暴力で困っている医療職に対してのプログラムという医療安全のための介入法という視点にとどまらず，当事者もスタッフも含めたすべての人の安心への視点を強化した。CVPPP各種研修でも1人の人として何をどう感じたのかを考える時間を多く割くようにした。

本学会は，CVPPPをとおして当事者が希望をもち続けられる心地よいケアを探求している。そのためにはさまざまな意見を取り入れ，時代の潮流に合わせて進化させ，CVPPPの8つの原則[11]にある

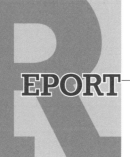

REPORT

ように理想を追求し続ける必要が
ある。
　しかし，理想を語るだけでは
これまでの精神科領域でのケア
は変化しない。もっとも重要なの
は，臨床でCVPPPが浸透すると
いうことである。そのためには，
CVPPPインストラクターがモデ
ルとなって臨床場面でケアを実践
することが不可欠である。
　では，CVPPPの浸透とは何をも
って評価できるのだろうか。これ
までのCVPPPの評価はスタッフ
側のみの評価であったが，これか
らは当事者に意見や評価をしても
らい，当事者とともにCVPPPを
発展させていくことが必要だと考

えている。

〈引用・参考文献〉
1) 下里誠二：最新 CVPPP トレーニ
ングマニュアル—医療職による包
括的暴力防止プログラムの理論と
実践．中央法規出版, p.5, 2019.
2) 一般社団法人日本こころの安全と
ケア学会，下里誠二：日本こころ
の安全とケア学会について—日本
こころの安全とケア学会発足のご
挨拶．https://www.jascmh.com/
about/（2021年1月5日最終閲覧）
3) 下里誠二：日本こころの安全とケ
ア学会誌, 1（1）, 巻頭言, 2019.
4) 高木俊介：精神医療の光と影．日
本評論社, p.64, 2012.
5) 渡邊洋次郎：下手くそやけどなん
とか生きてるねん。—薬物・アル
コール依存症からのリカバリー．
現代書館, 2019.
6) 永池昌博：CVPPPを通じて　体
験のなかから考えること．日本こ
ころの安全とケア学会誌．1（1）,
p.43-48, 2019.
7) 長谷川利夫：精神科における暴力
を考えるために．日本こころの
安全とケア学会誌, 1（1）, p.30-42,
2019.
8) 樋端佑樹：対話から始める「脱！
強度行動障害」．日本こころの安
全とケア学会学術集会抄録集．
p10, 2020.
9) 宇田川健：対話の場としての保護
室体験　および拘束されてもリカ
バリー．日本こころの安全とケア
学会誌. 1（1）. p.23-29. 2019.
10) 下里誠二：こころの安全と
CVPPP　新テキストの意味する
ものと新しいCVPPP研修のあり
方．日本こころの安全とケア学会
誌. 2（1）. p.1-17, 2020.
11) 前掲書1）, p.5.

● 情報BOX

▶日本看護倫理学会第14回年次大会（オンライン〈Web〉開催）

【テーマ】ケアの倫理を教える・学ぶ・実践する〜Teaching,Learning,and Practicing Care Ethics〜
【日時】ライブ配信：2021年5月29日（土）〜30日（日）
【会場】オンライン（Web）開催
【お問合せ】http://www.procomu.jp/jnea2021/

身体合併症病棟でのCOVID-19のクラスター発生経験より感染対策を振り返る

はじめに

　2019（令和元）年12月31日，中国湖北省武漢市で原因不明の肺炎の集団発生が報告された。その後，人類にとって未知の新型コロナウイルス（以下，COVID-19）であることが明らかとなるが，すでに全世界に蔓延し，近年まれにみる甚大なパンデミックとなった。2020年12月，国内では終息の兆しは見られず，民間病院においてもCOVID-19感染対策が急務の課題となっている。

　医療法人山容会山容病院（以下，当院）は，山形県の日本海側に位置し，「地域医療連携推進法人日本海ヘルスケアネット」に加入している精神科病院である。精神科病院のCOVID-19対策について報告はいまだ少なく，各病院においては限られた情報のなかで模索しながら対応に迫られているのが現状であろう。精神科は，

●〈執筆者〉

大滝 徹　　おおたき てつ[1]
佐藤光博　　さとう みつひろ[2]
清川浩路　　きよかわ こうじ[3]
遠藤栄一　　えんどう よしかず[3]
小林和人　　こばやし かずと[4]

1) 医療法人山容会山容病院（山形県酒田市）看護師長
2) 同 看護副部長
3) 同 医師
4) 同 院長

施設設備面において重症呼吸器疾患に対する対応限界があり，加えて精神疾患により隔離が困難であることから危機感をもち，取り組む必要性がある。当院は，地方の民間精神科病院として位置づけられ，いわば特別な施設設備を有さない精神科病院ととらえることができる。

　2020（令和2）年12月3日，当院の身体合併症病棟に勤務する職員からCOVID-19に対するPCR検査にて陽性が検出，翌4日の検査では，同病棟の患者12名より陽性反応が出た。これにより，山形県初のCOVID-19クラスター病院として新聞などで報道された。感染経路はいまだ明らかにはなっていないが，保健所や地方中核病院より派遣された感染管理認定看護師，多方面からの支援と協力を得ながら，同年2020年12月29日，終息宣言の日を迎えることができた。12月4日に陽性となった12名のほか，12月11日に感染者と同室者より4名，続いて18日には1名が新規感染を認めたが，当初の感染発覚時以降の新規感染者数は最小限に食いとめ，早い段階での終息を迎えることができたケースといえるであろう。COVID-19に対する事前の感染対策と，病棟で発生したクラスターの感染対応の経験を振り返り検討した。

施設概要

1）病床数

全220床。内訳は，急性期病棟40床，精神療養病棟60床，身体合併症病棟54床，ストレスケアユニット6床，認知症治療病棟60床，加えて通院外来とデイケア，訪問看護部門を有する。

2）感染対策のマネジメントに関する状況

感染管理認定看護師および感染症看護専門看護師などの有資格者は不在である。COVID-19に対する感染対策の指揮は院内の感染対策委員会が担っている。

 感染対策の実際

クラスター発生前より実施している当院における主要な対策は，4つの柱をもとに構築した。当院における「4つの柱」とは，「予防目的の対策」「感染経路別予防策」「外来対策」「入院感染予防策」のことである。具体的な対応について院内で作成したCOVID-19に対する感染対策マニュアルより主要な内容を抜粋し，以下に述べる。

1）予防目的の対応
（1）報告体制
職員の出勤時は検温を実施し，海外渡航や県外または流行地域への移動に関する報告体制を構築する。
（2）三密の回避
職員は，日常生活で高リスクな環境（密集，密接，密閉）を避け，ソーシャルディスタンスとして1～2メートルの間隔を空け，マスク着用を徹底する。
（3）職員の体調不良
職員は，発熱や呼吸器症状を呈した場合，出勤前に電話などで上司に相談する。またその際には自宅待機とし，かかりつけ医の受診，相談センターへの連絡などを検討する。加えて，自身の行動歴，接触歴は明確にする。
（4）会議などについて
地域の感染状況により，実施か中止の判断を行い，オンラインを利用した研修や会議を促進する。
（5）外部業者対応
受付にて検温とマスク着用のうえで病棟外対応とする。
（6）外部清掃業者
職員と同等の出勤時検温，マスクの着用とし，病院で設けた県外移動届で申請を行う。
（7）面会者への対応
①家族の面会は，1人／日までとし，同地区で感染者が確認された場合は，制限の強化，もしくは禁止とする。
②日中の事前予約を設け，面会の頻度は1回／週とする。
③県外在住もしくは県外への移動歴のある方は，面会禁止とする。
④発熱（37.5度以上）や風邪症状を有する方の面会は禁止とする。
⑤面会室は病棟外の別室を準備し，移動式クリアボードを設置し，飛沫暴露予防策として換気に努める。
⑥面会終了後はエタノールクロスでドアノブやテーブルを消毒する。

身体合併症病棟でのCOVID-19のクラスター発生経験より感染対策を振り返る

（8）患者の売店利用

患者の売店の利用は中止とし，職員による代理購入により間接的な利用にとどめる。

（9）必要性の高い面会について

医師からの病状説明や，介護認定調査などは病棟外の別室での対応とする。

（10）標準予防策の徹底

（11）状況に応じた隔離対策予防

標準予防策だけでは感染経路が遮断できない病原体に対応する際に経路別予防策を追加するのが隔離予防策である。経路別予防策としては，接触感染予防策，飛沫感染予防策，空気感染予防策などがあるが，COVID-19の疑い，あるいは確定例では，基本的には標準予防策，接触感染予防策，飛沫感染予防策を行う。

（12）関係経路別予防策と個人防護具（Personal Protective Equipment：以下，PPE）の選択

職員に対して感染経路別予防策や適正なPPEの使用方法についての教育を日常的に実施し，職員が統一した手技を習得できるようにする。

2）感染経路別予防策

（1）標準予防策の徹底

（2）接触感染予防策

①療養環境に入る前からディスポーザブルグローブとガウンやビニールエプロンを着用し，診察や治療およびケアを開始する。

②医療従事者はケアの間，自身の眼，鼻，口には触らないように留意する。

③ドアノブなどの高頻度接触面の消毒は，頻回に消毒するように家族や関係者に指導する。

（3）飛沫感染予防策

患者に咳嗽などの症状があり，飛沫感染の危険性が高い場合に行う感染予防策である。

COVID-19では，飛沫感染が起きやすく，感染者に接する際には重要な感染予防策である。

①患者の1〜2m以内ではサージカルマスクを使用する。

②患者は個室あるいは1〜2m以上の空間分離を行い，適宜換気する。

③患者の咳嗽が著明な場合やマスクを着用できない場合は，ゴーグルやフェイスシールドの着用を検討する。

（4）空気感染予防策

病原体が長距離（1〜2m超）にわたり感染性が持続する飛沫核の吸入を介して伝播する場合に行う予防策である。換気が不十分な室内で，エアロゾル発生手技を実施する場合に適応される。エアロゾルの発生手技にはN95マスク，手袋，長袖ガウンおよびゴーグルを使用する。

（5）PPEの使用基準

①ディスポーザブルグローブ：体液，分泌物，排泄物，粘膜，皮膚損傷部位に触れる場合に着用する。また，濃厚接触により感染の恐れがある場合には二重に着用する。

②マスク：飛沫感染も危険がある場合，サージカルマスクを着用する。患者は，マスクを使用する。

③ガウンあるいはエプロン：口腔内の吸引，オムツや尿の処理など，衣類やからだの露出部位が汚染される可能性がある場合は，ディスポーザブルのビニールエプロンを使用する。嘔吐や下痢などでウイルスなどによる環境汚染がある場合や，接触感染する病原体や感染症をもっている場合には，あらかじめグローブとエプロンを着用してからケアを開始する。

④ゴーグル，フェイスシールド：患者の咳嗽が

強いとき，加えて患者がマスクを着用できないときや，検体を採取するとき，もしくは，エアロゾルなどが発生する手技を行うときに使用する。

⑤キャップ，シューカバー：キャップは髪の毛が汚染される可能性がある場合，シューカバーは職員の足底部の汚染を防止する目的で使用する。

(6) 環境消毒

COVID-19はエンベロープを有するため，擦式アルコール手指消毒薬，次亜塩素酸ナトリウムは消毒に有効である。

3) 外来対策

(1) 外来診療における新型コロナウイルス対策に関する掲示内容

①待合室での感染拡大防止のため，自家用車で来院し，携帯電話で連絡がとれる人を対象とし，車内で診療待機とする。待合室を利用する場合には，患者同士の間隔に一定の距離（2m以上）をとっていただく。

②すべての外来受診者に関して，来院時検温を実施し，原則的にマスク使用とする。

③県外からの受診，入院依頼への対応：来院前14日間の経過観察期間を設けていただく必要があると依頼時に説明する。了承いただけなければ，流行状況が改善するまで対応を保留とする。

④患者状況により感染対策委員会で適宜検討を行い，経過観察期間中は地域連携室を中心に情報共有をはかる。特に発熱などを含んだ症状の出現には留意する。

⑤受付：感染疑いが強い患者（感染者との接触，感染流行地域での滞在，症状を有する場合）

から電話があった際は，「帰国者・接触者相談センター」へ連絡相談するように促す。外来受付に対面での感染防御として簡易防護壁を設置し，看護師が来院者の検温やトリアージを実施する。また看護師はゴーグル，サージカルマスク，手袋を装着し対応する。

⑥ホール待合室：ホール内のイスは必要最小数以外を撤去する。

2) 外来診察

①診察は対面になるため，医師，看護師はサージカルマスクを着用する。

②診察室内に飛沫感染予防のため防護壁を設置する。またはクリーンパーテーションを設置する。

③地域における感染確認状況により，PPEの使用と遠隔診療を検討する。

④施設からの受診は，緊急性がない限り遠隔診療とする。

⑤夜間休日の外来診察：救急外来にて診察するが，事前の情報収集において発熱や感冒症状の有無，または感染流行地域での滞在歴や滞在者との接触歴を確認する。

⑥患者同行者（家族，警察関係機関職員）も同様に検温とマスク使用を依頼する。

4) 入院感染予防策

(1) 病棟に疑似症患者・濃厚接触者がいない場合の対応

①感情障害の患者，特に双極性感情障害の患者では躁病の発生に注意する。

②統合失調症患者では幻覚や妄想など精神症状の変化に注意し，精神症状の変化を観察すること，ニーズについて問い，不安や感情を受

身体合併症病棟でのCOVID-19のクラスター発生経験より感染対策を振り返る

けとめる。

(2) 病棟に疑似症患者が発生した場合の対応

①疑似症患者は，個室隔離はせずカーテン隔離とするが，状況により保護室や個室へ転室させる。もともと入室していた同室者に関しても症状の出現には留意し，行動範囲も縮小とする。

②感染確定者が発生した場合と同様に，感染区域と清潔区域を設定する。

③患者の体位変換や日常生活介助など，濃厚な接触を伴う場合にはガウンもしくはエプロンを装着し，飛沫を伴う処置の際は，ゴーグルまたはフェイスガードを追加する。装着していたマスク以外のPPEは部屋の外に出る際には必ず廃棄し，廃棄後には手指衛生を実施する。

④疑似症患者は入院患者と接しないようにする。

⑤PCR検査を実施する場合：医師よりPCR検査の指示を受ける。

⑥PCR検査の流れ

- 医師よりPCR検査の指示がでた後，病棟師長より感染委員会へ連絡し，保健所へ連絡する。

- 保健所の指示により検査方法を選択し，指示による検査を実施する。

- 保健所は，検査機材と「1～5類感染症新型インフルエンザ等感染症および指定感染症検査表（病原体）」を持参し，検体採取完了まで院内待機する。

⑦病棟別対応病床

対象患者は1病室1名までの対応とし，個室もしくは部屋隔離で対応する。対応病室は感染区域，病室以外を清潔区域とする。対応の終了

は院内感染対策委員会を通じ，病院長の指示のもと解除する。

(3) 病棟に感染者発生（疑い）および濃厚接触者（症状出現）が発生した場合の対応

①入院患者が感染濃厚接触者（症状出現）と判明した場合は，保健所に連絡し，指示に従う。

②保護室を有する病棟において発生した場合，患者は保護室を使用し，保護室エリアの使用は対象患者1名のみとする。この場合，隔離室前エリアは感染区域とする。PPEの着用準備は清潔区域のステーション内準備室で行う。

③病棟の状況により，2区画整備する。感染区域と清潔区域に分け，PPEの準備や着用エリアとする。その際，対応病床の4人部屋の使用は1名までとする。電子錠扉のある場合，ほかの区域と遮断し電子錠扉と対応病床前までを感染区域とする。

④職員が患者にPCR検査などを実施する際は，清潔区域内において眼・鼻・口すべて覆う個人防具（N95マスクと手袋，長袖ガウン，状況によっては防護服），眼の防具（ゴーグル・フェイスシールド），帽子を着用し接触予防策と飛沫予防策を防ぐため，必ずPPEを装着して患者対応を行う（図1）。

⑤食器はディスポーザブル食器に変更する。使用後は感染性廃棄物として対応する。

⑥陽性患者を継続看護する場合は，職員の臨時の宿泊場所を検討する。

(4) 職員が濃厚接触者，あるいは感染した場合の対応

①病院長は，「濃厚接触者」に対して，保健所が指導しているとおり，健康観察期間中におい

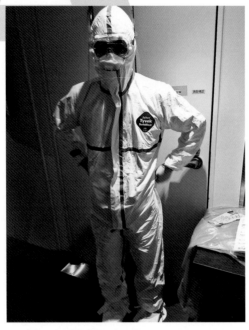

図1　PCR検査時に装着したPPEの実際
検査時に感染するリスクが高いために，ガウン，N95マスク，グローブ，ゴーグル，フェイスシールドを着用した。

て，咳エチケットと手洗いを徹底するように，常に健康状態に注意を払うように伝え，順守してもらう。外出は控え，公共交通機関の利用は避けることを指導する。
②濃厚接触者と同居している者にはサージカルマスクの着用，手指衛生の徹底を伝える。
③濃厚接触者が着用しているマスクについては，一度着用したものは，食卓などに放置せず廃棄するようにする。また，マスクを触った後は，必ず手指衛生をすることを指導する。
④濃厚接触者が発熱または呼吸器症状を呈して医療機関を受診する際には，保健所に連絡のうえで医療機関を受診する。
⑤職員の就労に関しては，スタッフ本人または

その家族が濃厚接触者と判断された場合は，結果が明確になるまで出勤停止とする。
⑥職員の家族が陽性者と判断された場合は，最終接触から最低14日間は出勤停止とする。
⑦職員が陽性者となった場合は，完治まで出勤停止とする。
⑧感染者が発生した場合，「新型コロナウイルス感染症患者行動調査票（感染源）」「新型コロナウイルス感染症患者行動調査票（接触者）」を使用し感染源と行動範囲などを確認する。調査票をもとに「新型コロナウイルス感染症患者の接触リスト」を作成する。

　ここまで述べてきた内容は，クラスター発生前の感染対策であり，体制を整備している状況であった。

クラスター発生後の実際

1) 病棟でのクラスター発生時の状況

　山形県においては，関東や関西と比較してCOVID-19感染者数の増加は緩やかではあったが，当院においても徐々に身近になりつつあるCOVID-19に対し，危機感をもって前述の感染対策に取り組んでいた。しかしながら，当院においてCOVID-19のクラスターの発生がみられた。いまだ感染経路は不明である。その後も，山形県庄内地区において，次々とCOVID-19の感染者が増加しており，山形県内においても一般生活圏にウイルスが拡大していることがうかがえた。COVID-19クラスター発生が認定された後は，いわば自然災害に準じる危機的な状態となり，一時的に病棟職員数が激減した。院内においても，人員応援も早急な対応は難しく，

042 精神科看護 2021.3. vol.48 No.3（通巻343号）

身体合併症病棟でのCOVID-19のクラスター発生経験より感染対策を振り返る

勤務可能なスタッフの心理的・肉体的負担ははかり知れず，家にも帰ることができない状況下で極限の恐怖とストレスのなかで涙を流しながら対応に迫られた。

クラスター発生後，外来，デイケア，訪問看護，院内の作業療法などはすべて中止となり，病院職員は物品の補充や運搬，廃棄物の処理などのサポート業務に従事した。病院幹部の対応は，保健所や外部との連携，患者家族，もしくは近隣から住民からの電話対応など多岐にわたるが，本稿を執筆している筆者がまさにクラスター発生病棟の看護師長であるため，本項では現場の病棟対応を中心に述べる。

2) COVID-19クラスター発生病棟の看護師長の行動指針

クラスター発生病棟はまさに災害レベルの混乱状態であった。COVID-19について，その病態などについていまだ明らかになっていない未知のウイルスであり，自然災害といってもいいのかもしれない。このことから，災害時に求められる行動指針の1つに「CSCATTT」があり，これをもとに対応を考慮した。

CSCATTTとは，多数の傷病者が発生した場合に医療機関が対応するための戦術的アプローチを示したものである（表1）。筆者であるクラスター病棟の看護師長は，看護専門学校で災害医療の非常勤講師を長く勤めていたことから，基礎知識があり，2011（平成23）年に起きた東日本大震災において災害支援チームの活動経験をもっていた。近年では，埼玉県の秩父で2014（平成26）年に起きた豪雪災害の経験も有していたことが活かされた。

CSCATTTは，以下に示す7つの基本原則に

表1　CSCATTT（災害時に求められる行動指針）

C：Command&Control【指揮，統制】
S：Safety【安全】
C：Communication【情報伝達】
A：Assessment【評価】
T：Triage【トリアージ】
T：Treatment【治療】
T：Transport【搬送】

要約され，医療行為（TTT）を効果的に実践していくためには，組織的な活動を目的とし，まずはCSCAを確立するようなマネジメントを行う必要がある。

(1) CSCATTTの説明と実践内容

①Command & Control（指揮と連携）

各機関において，縦の指揮命令系統と，横の連携の確立が求められる。現場のクラスター発生病棟の指揮と責任者は看護師長である。感染対策の中核は感染対策委員会が担い，病院の指揮命令系統の最高責任者は病院長である。

クラスター病棟の看護師長は，院内の各課長，院内の感染対策委員会，医師と連携し対応した。加えて，病院長を含む上位の管理レベルにおいては，保健所や医師会などとの連携が必要であった。

②Safety（安全確保）

災害時の安全確保の優先順位は，Self（自分自身），Scene（現場），Survivor（傷病者）の順で優先される。COVID-19の感染が発覚した段階で，第一に医療従事者が自分自身の安全を確保する必要がある。それは，その後の二次感染の予防につながり，医療者を確保する意味でも重要である。具体的には感染対策とPPEをさす。

第二に，現場の安全確保を行う必要がある。ナースステーションを中心とした清潔区域と，廊下から病室を含む感染区域を区別する（図2，

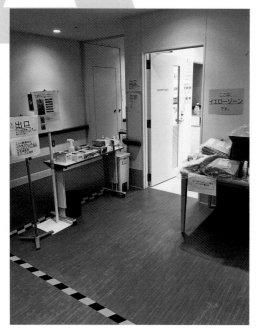

図2　ナースステーションより病棟内への出口
準清潔区域（イエローゾーン）を設けPPEの着脱
ができるように整備した。

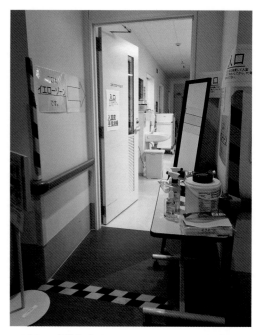

図3　病棟からナースステーションへの入口
ドアはドアノブに触れないように常時開放とした。

3）。具体的には清潔区域の清掃と消毒のことで
あり，病棟の入口からナースステーション内を
清潔区域とし病棟内への出入り口を2か所に限
定した。ドアはドアノブからの感染予防の視点
より常時開放とし，ステーション内のテーブル
やイスにいたるスタッフの触れる場所をアルコ
ールでの清拭を毎日3回は実施し，清潔の確保
に努めた。2か所の出入り口は準清潔区域とし，
PPEの脱着と手指消毒および全身の消毒を安全
に実施できるように配慮した。

　第三に，感染患者と非感染者のゾーニング
である。加えて感染拡大の予防策として病棟内
の全患者を対象とし患者自身にマスク着用と各
病室のカーテンでの飛沫感染への対策を実施し
た。

③Communication（情報収集と伝達）

　病棟職員はPCR検査を実施し，陰性を確認
した後も，COVID-19患者対応にあたることか
ら，状況に応じて職員は自宅に帰らず病院で準
備した施設での生活が必要となった。情報につ
いては適宜感染対策委員会が中心となり，最新
の情報と外部情報，スケジュールなどの連絡が
入った。日常より病院長や事務長と速やかに直
接連絡や相談ができる体制が構築できていたた
め，緊急時の連絡に関してはスムーズに実施が
可能であった。外部との情報交換や連携に関す
る窓口は病棟師長であり，現場の状況と必要物
品，問題と課題，必要な資源については，他部
署や感染対策委員会と常時連絡ができる体制を
構築した。また，院外からの問い合わせなどは
事務課で対応し，病棟職員は現場診療に集中で
きる体制をとった。患者家族への病状説明は医

身体合併症病棟でのCOVID-19のクラスター発生経験より感染対策を振り返る

師が実施し，感染した病棟職員と家族へは病院長よりPCR検査にて陽性が判明した連絡がなされた。

④Assessment（評価）

当院のクラスターが発生した病棟は，ストレスケアユニットを併設する身体合併症病棟である。平素より常時病床稼働率は97％程度で経過していた。病棟の患者層は高齢者で日常生活動作（以下，ADL）については，ベッド上から車イス乗車の患者が多く，独歩で病棟内を移動可能な患者が少なかったことは，COVID-19の感染対策を実施するうえでは幸いであった。精神科では精神症状などにより行動の自制が難しい場合が多く，COVID-19に対する感染対策では大きな障害となり得る。クラスター発覚時に入院患者がほぼ満床状態であり，加えて感染拡大への予防の目的で他病棟への転棟もできない状況であったが，結果として感染の拡大にいたらなかった。このことから，患者のADLと行動範囲は感染拡大について重要な因子であると考えられた。

⑤Triage（トリアージ）

当院は，精神科病院であり，酸素の使用に関しても病室の制限がある。COVID-19の陽性患者と陰性患者の全身状態に加えて，元来酸素療法の必要な全身状態が不良な患者のゾーニングについて，優先順位を考慮し感染委員会と相談のうえで実施した。基本的に，COVID-19陽性患者を集合させ，部屋も連結とし，対応看護師と看護補助者も固定して対応した。対応スタッフについても，他部門からの応援者と入職して間もないスタッフは陰性患者の部屋の対応とし，スタッフの配置においても個々の医療経験も踏まえて配慮する必要があった。補足である

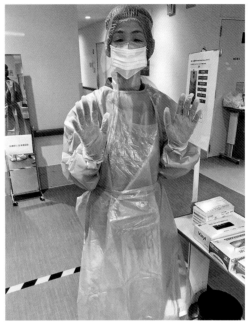

図4　病棟職員のPPEの実際
袖つきのガウンにディスポーザブルエプロン（感染部屋は袖ありを重ねる），帽子，N95マスク，サージカルマスクを着用とした。

が，病棟内はすべて感染区域とし，陰性患者の部屋もすべて感染区域としPPEを徹底した（図4）。

⑥Treatment（治療）

当院で検討した治療に関しては，レムデシビル，ステロイド（デキサメサゾン），アクテムラ，アビガンがあげられたが，いずれにしても未承認であることと，そのほかの理由より，当院での使用はできないと判断した。COVID-19陽性患者より重症化した患者がいなかったのが幸いであった。

⑦Transport（搬送）

当初，地域において指定病院へ患者を搬送することも検討されたが，地域のCOVID-19拡大を受けて搬送は難しかった。精神科として治療

ANGLE

の制限はあったが，院内で閉鎖完結的な対応が求められた。

3）職員と職員の家族への対応

　クラスター発生病棟の看護師長としての対応で，COVID-19対策と並行して非常に困難であったのは職員と家族への対応であった。クラスター発生直後はスタッフの複数名の感染も明らかとなり入院となった。加えて，持病を有する職員より病棟での勤務ができないと申し出があり，勤務が不可能な職員も複数出現した。院内での人員の応援体制も同様であり，早期に応援の人員を確保することは難しい状況となった。

　これにより一時的に，大幅に職員が減少し，勤務可能な職員には，COVID-19に対する恐怖と不安のなかで通常の数倍の業務量が課せられる状況となった。職員の精神状態が不安定であることが原因と考えられる職員間のコミュニケーショントラブルも増加した。このことから，病棟職員のメンタル面および体調面の障害が出現し，職員の家族からも電話で泣きながら不安を訴えられる場面もあり，筆者自身も不眠と消化器症状，不快な夢の出現がみられた。職員のメンタル面に関しては，院内の臨床心理士によるストレスチェックと，外部の公認心理師などによるオンラインと電話による介入が実施された。現場の看護師長においても，業務内容は多岐にわたり，十分な休息ができない状況においては，管理者であってもメンタル面のコントロールは困難であった。

 考察

1）一般病院と精神科病院との相違点

　ここで述べたCOVID-19感染対策は，特別な設備を有さない精神科病院の1例といえるであろう。

　一般病院と精神科病院における相違点では，施設対応限界がある。例をあげるならば，精神科病院で人工呼吸器を有する施設はまれであり，それに準じる医療機器や，検査，医療物品も限りがあり，治療に制限を要する。当院も上記の環境にあり，身体合併症病棟においても人工呼吸器の使用はできず，陰圧室も保有していない。通常，重症呼吸器疾患が発生した場合は，近隣の救急指定病院に搬送するのが常である。しかし，COVID-19においては院内に感染者が発生した場合，関連部署の職員と患者は濃厚接触者となり，院外への移送も感染拡大の懸念より難しくなることも考えられる。現状では院内でクラスターが発生した場合，自施設内での閉鎖完結的な対応が求められる可能性が高い。以上の理由により，一般病院以上に厳しい対応を求められることから，水際対策に重点をおいた感染対策に取り組む必要がある。

2）精神科の入院患者の特徴

　わが国において，2025（令和7）年には国民の4人に1人が後期高齢者となり，社会のさまざまな面で問題をもたらすといわれている。入院患者数も2017（平成29）年以降，年齢階級別にみて65歳以上の高齢者は入院および外来患者数ともに増加傾向にある[1]。当院では，過去10年間で認知症の入院患者の割合が急激に増加し，全体の6割を占めるように変化した。クラ

身体合併症病棟でのCOVID-19のクラスター発生経験より感染対策を振り返る

スターが発生した身体合併症病棟の入院患者の平均年齢は75.3歳である。このことから，認知機能および理解力の低下により，患者の行動の自制が難しく，患者の協力を得られにくい状況も考慮したゾーニングが必要である。

　入院患者層の変化は，施設設備とも関係は深く，高齢化に伴い内科的治療を有する患者も増加傾向にある。当院は，患者需要の変化に合わせて病院設備や医療機器，医療資源の補充を検討していた。しかしながら，工事を要する大幅な施設設備の拡充は莫大な費用と時間を要するため，早急な対応は困難であった。

 ## 事前の感染対策との比較検討

　前述したCOVID-19に対する事前の感染対策を実施したが，クラスターの発生は防ぐことはできなかった。これは筆者の主観であるが，COVID-19が全国的に拡散した状況において，院内での感染を完全に予防することは不可能であると考えている。

　職員の感染予防に対する意識を高め，病院として水際での感染対策を講じることは必要である。しかしながら，病院職員は業務以外では地域と社会のなかでそれぞれが生活しており，地域で感染が拡大している状況においては，必ず予防できるという思考の方がむしろ危険であろう。今後は，予防に加えて院内での感染がいつでも起こり得るものとして，シミュレーションを含めた具体策を講じることが必要である。

　次にクラスター発生前後の変化について著明であった変化について述べる。必要物品については，PPEに関する医療資源が大量に必要であり，他院や外部施設からの有志による支援を

得て対応した。感染廃棄物が多量に発生し，職員が少ないなかで非常階段を用いて外部に運搬する作業を人力で対応することは困難であったが，職員の動線は安全を優先し，対応した。職員の感染に対する認識と危機感は強く，手洗いや清潔操作に関して精度が向上した。

 ## 今後のCOVID-19感染対策の展望

　2020年12月，COVID-19のワクチンの接種，感染の終息の見とおしも立っておらず，報道では連日のように感染者数が過去最高となったという報告がされている状況である。今後も，ウイルスの突然変異などの予測不可能な事態が蔓延する可能性も否定できず，先の予測は困難である。

　COVID-19に対する対策は長期にわたることが考えられ，たとえば職員研修や，外部業者とのつながりでは三密を避ける目的でオンラインデバイスの導入を推進する必要があると考えられた。当院においても職員研修にオンラインを導入し，外部とのつながりの多い外来診療では，医師と患者との対面時にフィルターや空調を整備し，状況に応じて電話での診療も行っている。加えて設備面は，サーモグラフィー，HEPAフィルター採用の空気清浄機，個々のベッドに設置可能な簡易陰圧室の設置を進めている。報道では，福祉施設の入居者と家族の面会にタブレット端末の利用を導入した施設も紹介されていた。

　診療の場面においては，患者と医師が対面しない診療に遠隔診療がある。厚生労働省では，遠隔診療について，「情報通信機器を活用した健康増進，医療に関する行為」と定義し

ANGLE

ている。加えてオンライン診療は,「遠隔診療のうち,医師—患者間において,情報通信機器を通して,患者の診察および診断を行い診断結果の伝達や処方などの診療行為を,リアルタイムにより行為」と定義している。宮岡[1]は,海外での遠隔診療について「精神科における遠隔診療の可能性」のなかで,欧米ではすでに「TELEPSYCHIATRY」という用語が使用されていることを紹介し,一般的になりつつあることがうかがえる。わが国においては,平成30年度診療報酬改定において,オンライン診療料および関連の医学管理料が新設され,わが国のオンライン診療としては革新的な変化であった。今後は,COVID-19がきっかけになり,遠隔診療が飛躍的に推進していく可能性があると考えられた。当院における外来診療は,クラスター終息後も診療や医師から病状説明に電話を活用するなど積極的に推進した。

実際に,クラスター発生後も,病院長を含めた外部と病棟看護師長が,Zoom(Web会議サービスのアプリケーションソフトウェア)を用いて会議を実施し,現場の看護師長より現場の状況を報告することに使用された。

 ## まとめ

COVID-19は,2021年1月現在,いまだ終息

の兆しが見られず,今後も柔軟な対応が求められる。COVID-19の感染拡大は,もはや院内感染にとどまらず,国家規模のウイルスによる自然災害であるととらえても間違いはないであろう。これを機に,未知のウイルスによるパンデミックが,常に起こり得る教訓としてとらえていく必要がある。

精神科病院は,施設設備面において治療制限があり,精神疾患のために隔離が難しく,院内で感染が発症した場合には,甚大な影響があることから強い危機感をもって感染対策にあたる必要がある。それと並行し,院内に感染がいつでも起こり得るものとして具体的な対策の準備を始める必要がある。そのためには,地域や各医療施設の連携を強化し,地域や施設を横断した情報の共有と協力体制の構築が必要である。

今後は,特定の医療機関だけではなく,一般的な民間病院や施設においても,IT機器や通信機器を利用した遠隔診療や施設環境の整備を推進していくことが求められると考えられた。

〈引用・参考文献〉
1)宮岡等:精神科における遠隔診療の可能性.精神科治療学, 34(2), 137, p.3, 2019.
2)厚生労働省:平成29年(2017)患者調査の概況. https//www.mhlw.go.jp/toukei/saikin/hw/kanja/17/index.html(2020年10月5日最終閲覧)

特定非営利活動法人 精神医療サポートセンター
訪問看護ステーションいしずえ

担当：田邉　☎ **072-493-3551**　〒598-0005
大阪府泉佐野市場東3丁目268-1　キノソービル2階

心もからだもささえる　あなたの"いしずえ"に
看護に対する向学心のある方を募集しています
未経験の方もていねいに指導します

「いしずえ」でできるキャリアアップ

- 経験豊富な看護師が在籍しており，教育内容も充実しています！
- 始業，終業時間など，家庭の都合による時短勤務は応相談します（子どもを養育している方）。
- 家庭優先でも働くことができるよう，子育てやイベントなどに合わせて時間調整いたします。勤務地も相談可能です。
- 看護経験が十分でなくても，少しずつ看護実践力が身につくよう教育支援いたします。
- 研修旅行の機会も充実，オンライン研修なども多くあり，勤務時間での研修参加も可能です。研修費用の本人負担もありません！

職種 ◆ 看護師（正社員・パート）
資格 ◆ 看護師免許
応募 ◆ メール（info@kango-ishizue.jp）か電話（072-493-3551）で連絡後，履歴書と看護師免許のコピーをご郵送ください。
給与 ◆ 〈正社員〉月給250,000円〜
　　　　　〈パート〉時給2,000円〜
昇給 ◆ 勤務実績による昇給あり
賞与 ◆ 年2回（7月・12月）
手当 ◆ 残業手当，通勤手当（規定あり）
休日 ◆ 〈正社員〉年間休日110日以上（9回／月）
　　　　　〈パート〉週1日から（シフト自由，希望により日数，勤務時間ともに調整可能です）
休暇 ◆ 年次有給休暇など
貸与物 ◆ 自動車，バイク，電動自転車など（勤務地による）。
勤務地 ◆ 訪問エリアは大阪市を中心に大阪府全域，和歌山県，奈良県，兵庫県まで対応しております。なお，2021年にはJR横浜線沿線に新しい事業所を開設予定。勤務地は相談可能です。
選考方法 ◆ 書類選考，面接など
福利厚生 ◆ 各種社会保険あり，社員登用あり（パート），能力や向学心にあわせて研修参加費などのキャリアアップのためにかかる費用を負担いたします。
勤務時間 ◆ 9:00〜18:00（時間外が勤務可能な方も募集しています。相談により上記以外の時間でも訪問時間調整可能）
業務内容 ◆ 精神科訪問看護業務全般
オンコール ◆ 希望により「なし」にもできます。オンコールを持っていただける方，大歓迎です。

事業拡大につき★大阪と★新事業所（JR横浜線沿線）のスタッフを募集します！

訪問看護ステーションいしずえは，2019年9月に事業をスタートいたしました。

大阪府の泉佐野市を拠点に，大阪府全域のみならず奈良県全域から和歌山県北部まで，可能な限り広範・広域に対応し，地域の方々に看護を通じて貢献することをめざしています。

こころやからだをわずらっている方のなかには，悩み，苦しみ，どこに助けを求めればいいのかわからない状況にある方もおられます。いしずえは，さまざまな背景を抱えた方々に個別性に合わせた専門性の高い看護が提供できるよう，スタッフで一丸となり，利用者の「芯」の痛みに寄り添います。

 ## 訪問看護ステーション　いしずえ

運営法人 ◆ 特定非営利活動法人精神医療サポートセンター　**設立年月日** ◆ 2007年6月8日　**職員数** ◆ 7名（2020年12月現在）　**代表者** ◆ 代表理事　田邉友也　**事業内容** ◆ 精神科看護を中心とした訪問看護事業　**メールアドレス** ◆ info@kango-ishizue.jp　**ホームページ** ◆ https://kango-ishizue.jp/

他科に誇れる
精神科の専門技術

メンタル・ステータス・イグザミネーション

患者の症候をとらえる視点

063 ▶ 精神医学的病歴のはじめの一歩

武藤教志 むとう たかし
宝塚市立病院（兵庫県宝塚市）精神看護専門看護師

これまでの学びを活かします

　これまでの連載で，患者を理解するための医療職の視点・看護職の視点として，「精神症状として何をみるか」「心理的反応として何をみるか」「薬物療法で何をみるか」「セルフケアで何をみるか」，合わせて26項目を解説してきました（表1）。これだけの項目をみることでようやく，患者の「現在」に何が起きているのか，その「全体像」を理解したといえます。

　さて，MSEにはもう1つの大きな領域「精神医学的病歴」があり，患者の「過去」に何が起きたのかを知るための切り口です（表2）。「現在」をよりよく知るには，その「現在」がどのような「過去」によって行きついた結果なのかという視点が必要なのです。また，「過去」と「現在」の関係が理解できれば，「未来」の予測もしやすくなります。つまり，"こういう過去からこういう現在にいたっているのだから，こういう現在からはこういう未来になるのではないか"という予測をして，それに対応できる対策を講じて備えることができるのです。退院支援や訪問看護には欠かせない視点ですね。

情報はただ目をとおせば いいというものではない

　さて，みなさんも「この患者さんってどんな人？」という関心から，医師や精神保健福祉士などの他職種が記載した病歴や治療歴や生活歴などの情報に目をとおしますよね。その「目をとおす」というだけの行為も，"ただ目をとおす"だけの行為に終わってしまうか，アセスメント（対象理解）につながる専門職らしい行為にするか，大きな分かれ道になります。そうした過去の情報について，医療職・看護職として，どの情報に注目して，その情報をどう読みとくかをOJTしてくれる人はそう多くはありませんが，医学的・看護学的な「目のとおし方」があるのです。

差が出る"情報（データ）の 取り扱い方"

　病歴や治療歴や生活歴などの情報に目をとおすときにも，ここまでに解説したMSE4領域26項目の切り口を頭のなかにおきます。「26項目はさすがに頭のなかにおけないよ」という人は4領域だけを頭のなかにおいてください。つ

表1　これまで解説してきた患者の全体像を理解するための26項目

精神症状 ○患者の症状・徴候を理解する視点	心理的反応 ○患者の心理を理解する視点	セルフケア（暮らし） ○患者の暮らしを理解する視点	薬物療法 ○患者が受けている薬物療法を理解する視点
1. 外観 2. 意識 3. 記憶 4. 認知 5. 感情 6. 意欲 7. 思考 8. 知覚 9. 自我	1. 欲求 2. 悲嘆 3. 危機 4. 認知 5. 障害受容 6. 行動変容 7. 発達段階 8. リカバリー 9. パーソナリティ	1. 空気・水・食物 2. 排泄 3. 個人衛生 4. 活動と休息 5. 孤独とつきあい 6. 安全を保つ	1. 薬力 2. 薬物動態

まり，①「どんな精神症状をもっていたの？」と意識しながら目をとおす，②「どんな心理的反応を起こしたの？」と意識しながら目をとおす，③「どんな薬物療法を受けてきて，その効果はどうだったの？」と意識しながら目をとおす，④「セルフケアってどんなふうだったの？」と意識しながら目をとおします。

　表3は，ある初発統合失調症の女性患者の事例の"現病歴"に記載されていた内容です。前述の①〜④だけでも意識さえすれば，情報の整理の仕方がみえてきます。表中の整理の仕方のように，ある情報が複数の領域に関連しそうな情報であることもよくあります。この"情報の整理"は，頭のなかで行うだけでもよいのですが，MSE初学者・臨床経験がまだ浅い人・精神科看護のアセスメント技術を人に教える人は，ケーススタディのごとく文字化して整理したほうがよいでしょう。そのほうがはるかに深く考えられるし，見落としや偏りに気づきやすいからです。さて，このように情報の整理ができると，次は"アセスメント"ですが，それは次回で。発売までの1か月間，みなさんもアセスメントに取り組んでみましょう！

表2　今回から解説する「精神医学的病歴」

精神医学的病歴 ○患者の人物像を理解する視点
1. 個人確認の資料 2. 主訴 3. 現病歴 4. 既往歴 5. 生活歴 6. 家族歴 7. 住環境

次回の予告

　次回は，今回の事例（表3）を使って精神医学的病歴のアセスメント方法の基礎を解説します。

トピックス

　今回はMSEと行動制限最小化について考えます。

〈引用・参考文献〉
1）武藤教志編著：他科に誇れる精神科看護の専門技術 メンタルステータスイグザミネーション

表3　情報の整理の仕方

21歳の女性。1年前に同居の祖母が入院し，急変して亡くなった。葬式には参列したが，後ろめたい気持ちを引きずっていたという。それから半年はとくに変わった様子もなかったが，ある日，「部屋が異様な感じ，気味が悪い」と言い始め，「おばあちゃんが私に怒ってる。ずっと後ろについてくる。振り返っても見えないけど，何かが背中にいる。おばあちゃんの祟りに違いない」「男の人の声で『お前がおばあちゃんを殺した』って言ってくる，怖い」といった異常体験へ発展。心配した両親ははじめ祈祷を受けさせたがいっこうによくならず，本人を無理矢理連れて精神科病院を受診し，そのまま医療保護入院となった。診断名は『幻覚妄想状態／統合失調症の疑い』となった。最初，ジプレキサ®（オランザピン）5mg1錠（分1：眠前）とベルソムラ®（スボレキサント）20mg1錠（分1：眠前）が処方されたが，「病気じゃないし，身体に害があるから飲みたくない」「この薬，太るって聞いたから，絶対に嫌だ」と一切の内服を拒否。入院4日目，レキサルティ®（ブレクスピプラゾール）1mg1錠（分1：朝）に切り替えられた。主治医と担当看護師からの説得で，しぶしぶレキサルティ®だけは内服するようになり，症状が軽快することで内服継続に対する抵抗感も軽減し，退院となった。			
精神症状のアセスメントができそうな情報は？	**心理的反応のアセスメントができそうな情報は？**	**薬物療法のアセスメントができそうな情報は？**	**セルフケアのアセスメントができそうな情報は？**
1）ある日，「部屋が異様な感じ，気味が悪い」と言い始め，「おばあちゃんが私に怒ってる。ずっと後ろについてくる。振り返っても見えないけど，何かが背中にいる。おばあちゃんの祟りに違いない」「男の人の声でお前が『おばあちゃんを殺した』って言ってくる，怖い」といった異常体験へ発展。	1）21歳の女性。 2）1年前に同居の祖母が入院し，急変して亡くなった。葬式には参列したが，後ろめたい気持ちを引きずっていたという。それから半年はとくに変わった様子もなかった。 3）診断名は『幻覚妄想状態／統合失調症の疑い』となった。 4）「病気じゃないし，身体に害があるから飲みたくない」 5）心配した両親ははじめ祈祷を受けさせたがいっこうによくならず，本人を無理矢理連れて精神科病院を受診し，そのまま医療保護入院となった。	1）21歳の女性。 2）最初，ジプレキサ®（オランザピン）5mg1錠（分1：眠前）とベルソムラ®（スボレキサント）20mg1錠（分1：眠前）が処方されたが，「病気じゃないし，身体に害があるから飲みたくない」「この薬，太るって聞いたから，絶対に嫌だ」と一切の内服を拒否。入院4日目，レキサルティ®（ブレクスピプラゾール）1mg1錠（分1：朝）に切り替えられた。主治医と担当看護師からの説得で，しぶしぶレキサルティ®だけは内服するようになり，症状が軽快することで内服継続に対する抵抗感も軽減し，退院となった。	1）心配した両親ははじめ祈祷を受けさせたがいっこうによくならず，本人を無理矢理連れて精神科病院を受診し，そのまま医療保護入院となった。 2）「病気じゃないし，身体に害があるから飲みたくない」 3）「この薬，太るって聞いたから，絶対に嫌だ」 4）症状が軽快することで内服継続に対する抵抗感も軽減し，退院となった。

　Vol.1．精神看護出版，2017.

〈トピックス引用・参考文献〉

1）武藤教志編著：メンタルステータスイグザミネーションvol.1．精神看護出版，2018.

2）武藤教志編著：メンタルステータスイグザミネーションvol.2．精神看護出版，2018.

3）American Psychiatric Association，日本精神神経学会監修，髙橋三郎，大野裕監訳：DSM-5精神疾患の診断統計マニュアル．医学書院，2014.

MSEを実践するためのトピックス No.15
MSEの知識を用いた行動制限最小化

深田徳之 ふかだ のりゆき

医療法人誠心会あさひの丘病院・神奈川病院（神奈川県横浜市）精神科認定看護師

昨年末，精神科病院における身体拘束に「違法」の判決が出ました。これは身体拘束を受けた患者さん（40歳，男性）が6日間ベッドに拘束された後，エコノミークラス症候群を発症して死亡したというものです。拘束開始時には興奮や抵抗はみられず，「拘束要件を満たさない」との判決でした。

みなさんもご存知だとは思いますが，身体拘束の要件は精神保健福祉法で定められた3つの場合です。①自殺企図または自傷行為が著しく切迫している場合，②多動または不穏が顕著である場合，③そのほか，そのまま放置すれば患者の生命にまで危険が及ぶおそれがある場合，とされています。

日本では身体拘束が多いとされていますが，実際にはどうでしょうか。毎年6月30日時点の精神保健医療福祉の実態を把握するために実施されている，「持続可能で良質かつ適切な精神医療とモニタリング体制の確保に関する研究」にかかわる「630調査」で2003年は5,109人だったのが2017年には12,528人と約2.5倍に増加傾向にあります。海外と比較するとわが国は1日に人口100万人あたり98.8人が身体拘束を受けていたというデータがあります。それがアメリカであれば0.371人，オーストラリアであれば0.165人と圧倒的な違いがあります。この数値は単純な比較はできませんが，数値上はわが国の身体拘束が多いことがわかります。

都道府県別では，精神科病院の入院患者のうち，身体拘束をされた患者さんの割合（%）は，少ない順に①香川県0.44，②岡山県0.86，③宮崎県1.33。多い順からですと①埼玉県9.04，②千葉県8.27，③北海道7.74で全国平均は4.05となり，身体拘束は西日本が少なく，東日本が多い傾向にあることがわかります。この地域的な違いは何が影響しているのかまだ不明だそうです。

身体拘束などの行動制限を行う際には，MSEの精神機能や心理的反応，薬物療法の知識を活用して観察し，目の前の患者さんが本当に身体拘束の要件を満たす状態なのかをアセスメントすることや，現在の治療でその要件を緩和させられるのかを考えることが大切になります。

身体拘束を開始するときに，そのときの状態が後になっても詳細にわかるS・Oデータを残しておかねばならないことは言うまでもありません。なぜなら，そのS・Oデータには"身体拘束の要件"が満たされているという証拠となる状態像が記録再現されているわけですし，身体拘束後の経過像のS・Oデータと比較しやすく，身体拘束の是非の判断材料として活かせるからです。チーム内で意見がまとまらないのであれば（それはアセスメントがバラついているから），精神症状の評価尺度を使うのも1つの方法です。スタッフ1人1人では知識や経験，男女でも症状評価に違いが出てきてしまいますが，BPRS（簡易精神症状評価尺度）やDSM-5の「重症度分類ディメンション」などを使うことで，チーム内での症状評価を揃えることができます。日々その記録を積み重ねていくことで行動制限の検討に活用できます。

身体拘束を完全にゼロにすることは難しいでしょう。しかし，身体拘束を含めた行動制限を最小化，そしてできるだけ短期にすることはできるはずです。MSEの知識を用いた観察や対応，アセスメント，そして記録によって，そうした取り組みを行っていただきたいと思います。

（監修：武藤教志）

どん底からのリカバリー WRAP®を使って。

第17回 ▶ 2つの「リカバリー」?

アドバンスレベルWRAP®ファシリテーター
増川ねてる ますかわ ねてる

みなさん，こんにちは，増川ねてるです。今回は，「いつか書きたい」と思っていたことです。テーマは，「2つのリカバリー」???

2つのリカバリー?

「書く時期が来た!」と思ったのは，『精神科看護』2021年1月号の武藤さんの問い (p.055)。

> Q15
> しかし，そもそもリカバリーって，「パーソナル・リカバリー」の意味だったのに，どうしてわざわざ「臨床的リカバリー」をもち出して区別するようになったのでしょうか。

……「リカバリー」。何が本当に「正確」な情報なのか……。

区別の起源

時は2009年。場所はイギリス。「パーソナル・リカバリー」「臨床的リカバリー」が並んで登場するのは，これが最初だと思います。

『100 ways to support recovery—A guide for mental health professionals Rethink recovery series：volume 1』(「リカバリーを支える100の方法—メンタルヘルスの専門職のためのガイド リシンク・リカバリー・シリーズ第1巻」) [1]。この本は，タイトルにあるように，

①メンタルヘルスの専門職が，
②リカバリーを支えるため
③リカバリーを再考しよう

という冊子です。2013年に，第2版もリリースされ，それは東京大学の方たちが翻訳されていて，日本語でも無料で読むことができます。具体的に「リカバリーを支える方法」が記されていますし，「従来のサービス」と「リカバリー指向のサービス」の対比の表はとてもわかりやすい。そして，第2版においては，「あらたなエビデンスが出ています」ということで「CHIME」[2] も紹介が!

Connectedness (つながっていること)，Hope (希望)，Identity (自分らしさ)，Meaning (意味)，Empowerment (エンパワメント)

これはもう「リカバリー」好きにとっては，たまらない! テーマに戻り，紹介したいのは，第1版のこちらの文章です。

Recovery is a word with two meanings.

Clinical recovery is an idea that has emerged from the expertise of mental health professionals, and involves getting rid of symptoms, restoring social functioning, and in other ways 'getting back to normal'.

Personal recovery is an idea that has emerged from the expertise of people with lived experienced of mental illness, and means something different to clinical recovery. The most widely used definition of personal recovery is from Anthony (1993) 2

…a deeply personal, unique process of changing one's attitudes, values, feelings, goals, skills, and/or roles. It is a way of living a satisfying, hopeful, and contributing life even within the limitations caused by illness. Recovery involves the development of new meaning and purpose in one's life as one grows beyond the catastrophic effects of mental illness.

It is generally acknowledged that most mental health services are currently organi s ed to meet the goal of clinical recovery. How do we transform services towards a focus on personal recovery? This report identifies 100 different ways, starting with a conceptual framework to underpin the transformation.

（リカバリーは，2つの意味をもつ言葉です。「クリニカル・リカバリー」とは，メンタルヘルスの専門職の人たちから生まれたアイデアです。症状を取り除くこと，社会的機能を回復すること，そのほか正常な状態に戻る方法に関係

することを主に扱います。

「パーソナル・リカバリー」は，精神疾患の実際の体験をした人たちの専門知識から生まれたアイデアです。そして，「クリニカル・リカバリー」とは違った感じのものを意味しています。もっとも広範囲に渡って使われている「パーソナル・リカバリー」の定義は，アンソニーからのもの〈1993年〉となります。深く，パーソナルで〈個人的で〉，個性的な〈かけがえのない〉プロセスであり，個人の態度，価値観，感情，目標，技術，〈および，または〉役割を変えるものです。それは，生活の様式であり，疾患からくる制限があっても，満ち足りていて，希望のある，貢献のできる人生です。「リカバリー」は，精神疾患からの壊滅的な影響を乗り越えて成長するに伴って，人生における意味と目的を新しく発達させることに関係したことを主に扱います。このレポートでは，変革を支えるための概念的な枠組みから始めて，100個の方法を明らかにします。／筆者訳）

どうして，2つのリカバリー？

　この文章から読みとれるのは，「専門職の間では，『リカバリー』が2つの意味をもって語られているよ。そして……『リカバリー』が専門職のサービスが，『クリニカル・リカバリー』に合致するようになってきちゃっているけれども……。それを，『パーソナル・リカバリー』に焦点をあてるように移行するには，どうしたらいいのだろうか？　この冊子では，『クリニカル・リカバリー』に向かっていたものを，『パーソナル・リカバリー』に向かうよう，そのガイドを特定します！」という話。ですので，武藤さん

へのアンサーは,

　①専門職の間で（そして制度の設計が）,
　②クリニカル・リカバリーを志向するように
なっているけれども
　③それを，パーソナル・リカバリーに移行
（トランスフォーム）させるために
　④わざわざ「臨床的リカバリー」をもち出し
て区別,
　⑤「パーソナル・リカバリー」と並べておい
た。

　と思います。どうでしょう？　もっとくわし
い方がいたら，お聞きしたいと思います。
　ですので，武藤さんが，「そもそもリカバリ
ーって，『パーソナル・リカバリー』の意味だっ
た」という世界におられるというならば，それ
はとても「幸せ」なことだと思います。つまり,
思考をトランスフォームさせる必要がないか
ら。最初から，真正なところにいらして，そこ
から世界を観ているということだから。
　そして，そういう方の存在は，リカバリー
に取り組む当事者からしたら，最初から「理解
者」あるいは「仲間」という感じで，とても心
強い存在です。わざわざ，はじめに権利擁護を
する必要なく，「リカバリー」を語り取り組める
から。「さて，では，どうしよう？」って，とも
に前を向けます。

3つ目の「リカバリー」?

　「パーソナル・リカバリー」も，「クリニカル・
リカバリー」も，どちらも《専門職目線》で「リ
カバリー」を記述している「リカバリー」だと
思います。当事者にとっては「リカバリー」は,

その起源も，そしてどこまでいっても「リカバ
リー」は「リカバリー」です。アンソニー自身
も。「パーソナル・リカバリー」とは言ってない
と思います。
　で，せっかくイギリスの文献に行っているの
で，もう1つ！　3つ目の「リカバリー」にも触
れたいと思います。
　それは,「ソーシャル・リカバリー」。

　A central tenet of recovery is that it does not
necessarily mean cure（'clinical recovery'）.
Instead, it emphasises the unique journey of an
individual living with mental health problems
to build a life for themselves beyond illness
（'social recovery'）. Thus, a person can recover
their life, without necessarily 'recovering from'
their illness.
　(「リカバリー」の中心にある考えは,「リカバ
リー」は必ずしも治癒（"クリニカル・リカバリ
ー"）を必要としていないということです。む
しろ，メンタルヘルスの困難さとともにある個
人の生活において，病を越えて自分自身の人生
を構築する（"ソーシャル・リカバリー）"ため
の，他のものとの変えの効かない（かけがえの
ない）旅路を強調しています。このように，人
は自分の人生をリカバリーすることができま
す。そこには，自分の病からリカバリーをする
ということは必須ではありません。／筆者訳)

　Most people with severe and long-term
disorders can therefore realistically look forward
to 'clinical recovery' and less than a quarter
are likely to remain permanently disabled. Even
then, 'social recovery' is not impossible as they

may still achieve a better understanding of how to manage their symptoms and to build a meaningful life, despite greater limitations.

（重度かつ，長期の障害をもっているほとんどの人は，結果的には現実的に「クリニカル・リカバリー」をすることができます。そして，4分の1以下の人たちが，永続的に障害を残す可能性があるようです。それであっても，より大きな制約にもかかわらず，その人たちは，自分の症状をどう制御したらいいのか，意味のある人生をどう構築したらいいかに関してもより深い理解に到達できるので，「ソーシャル・リカバリー」は不可能ではありません。／筆者訳）

「クリニカル・リカバリー」があるのと同時に，「ソーシャル・リカバリー」があるのです！

これは2008年の，Sainsbury Centre for Mental Health。イングランドのポリシーペーパー。そのタイトルは，「Making Recovery a Reality」[3]。（また，ここには，Devon Recovery Group.のリカバリーのプリンシプルも紹介されており，いまの僕の"次の扉"を開けてくれたのは，これでした。超重要！）。

もし，「リカバリーの種類という意味」で，「クリニカル・リカバリー」をもち出すなら，対置は「ソーシャル・リカバリー」だと思います。

「クリニカル・リカバリー」は，キュアのことであり，キュアがなくても，ソーシャル・リカバリーは可能だし，多くの人がソーシャル・リカバリーをしていますよ，という話です。

さて，今回はここまで。次回はリカバリーの概念を整理しつつ，リカバリーに関する皆さんの意見をもとに展望していきたいと思います。

〈引用・参考文献〉
1）Mike Slade：100 ways to support recovery—A guide for mental health professionals Rethink recovery series: volume 1. https://toronto.cmha.ca/wp-content/uploads/2016/07/100-ways-to-support-recovery-Rethink.pdf（2021年2月2日最終閲覧）
2）Copeland Center For Wellness And Recovery：The Way WRAP Works. https://copelandcenter.com/resources/way-wrap-works（2021年2月2日最終閲覧）
3）Geoff Shepherd, Jed Boardman, Mike Slade：Making Recovery a Reality. https://www.meridenfamilyprogramme.com/download/recovery/tools-for-recovery/Making_recovery_a_reality_policy_paper.pdf（2021年2月2日最終閲覧）
4）Advocates for Human Potential：Wellness Recovery Action Plan® (WRAP®) Updated Edition. Human Potential Press, 2018
5）増川ねてる：どん底からのリカバリー　第9回.精神看護出版, 47（7）, p.65, 2020.
6）SAMHSA：SAMHSA's Working Definition of Recovery. Substance Abuse and Mental Health Services Administration, 2012.

オンライン勉強会の体験から④

2020年11月号からオンラインによるコミュニケーションをめぐるとまどいと可能性について紹介してきました。このシリーズの最終回は，あらためてオンライン勉強会の活用について振り返りながら，グループとコミュニケーションのもつ学びの効果について座談会形式で語っていただきました（編集部）。

◉〈執筆者〉

宮本 晶　みやもと あき[1]
栗原淳子　くりはら じゅんこ[2]
竹林令子　たけばやし れいこ[3]
佐藤美雪　さとう みゆき[4]
山岡栄里　やまおか えり[5]
高橋美穂子　たかはし みほこ[6]
土居椎奈　どい わかな[7]
大石果純　おおいし かすみ[8]
宮本眞巳　みやもと まさみ[9]

1) 公益財団法人日本訪問看護財団立あすか山訪問看護ステーション（東京都北区）精神看護専門看護師
2) 東京医科歯科大学大学院保健衛生学研究科（東京都文京区）院生
3) 杏林大学保健学部看護学科（東京都三鷹市）教員
4) 訪問看護ステーションけせら（東京都文京区）看護師
5) 看護専門学校教員
6) 亀田医療大学看護学研究科大学院（千葉県鴨川市）院生
7) 順天堂大学保健看護学部（静岡県三島市）教員
8) 精神科病院看護師
9) 亀田医療大学看護学部（千葉県鴨川市）教授

Zoomによる会議を経験してきて

宮本（晶）　ここ1年，私たちはいろいろな機会にZoomを使ってきましたが，みんなにとってZoomのある生活はどうなんでしょうか。

栗原　はじめはどうなるんだろうと思っていたけど，いまはもうなくてはならない感じです。遠くの人にもすぐに会えるので，コロナ禍が収まっても続くだろうなって思います。

宮本（晶）　教育の場ではオンラインがもう完全に定着しているようですが，訪問看護ステーションで働いている佐藤さんの職場ではどうですか。

佐藤　ここ何回か，オンラインの講演会とか勉強会，それから施設間の連絡会を経験しました。どれも参加者は大体20人ぐらいでこの会よりも人数が多いけど，いちばんの違いはこの会がミュートを使わないことかな。

一同　あー（驚きと笑い）。

佐藤　ミュートを使うと，「はい，私がしゃべります」「次の方どうぞ」という感じで順番を意識する。会議としては成立するけど，みんながいま感じたことを伝えられるっていう，自由さがないからテンションが下がる。

宮本（晶）　たしかに，この会ではミュートを使わないですね。だから，しょっちゅうかぶってるけど，気にしない。

山岡　Zoomの会議も用途とかメンバーによって全然使い方が違うっていうことですね。

この会でとり上げる話題の特徴

宮本（晶）　この会では，臨床の現場で抱えている人間関係の問題とかが話題になることが多いので，ミュートにしているといいタイミングで入れなくなりますよね。

土居　難しい問題にぶつかって，いろいろ試しても暖簾に腕押しっていう時期は，1人であれこれ考えてるよりも，じっくり話を聞いてくれる場があって，その後も見守ってくれる人がいるのはありがたいです。ロケットを飛ばした話とか，面白がってくれて。

宮本（晶）　何を話しても安全な場であることが大きいですよね。土居さんがしんどいって言っていたときに，栗原さんが「ロケット飛ばしたらいいんじゃないか」と提案したんですよね。

栗原　「ロケットを飛ばす」っていうのはWeb上で見つけた方法で，嫌なことがあったときに相手をロケットに乗せて宇宙に飛ばすとすっきりするというイメージです。「5，4，3……」って，カウントダウンから始めるんです。

栗原　結果としては何もできなくても，「たいへんだったね」って言ってあげられるのがいいんじゃないでしょうか。誰1人，「そんなこと言ってもしょうがないじゃん」とか思ってないってわかるのが大きいですよね。

宮本（晶）　「しょうがないじゃん」って言う人はいないですね。みんな共感性が高いのかな。

栗原　みんな，すごく受け入れてくれるっていうのはありますよね。

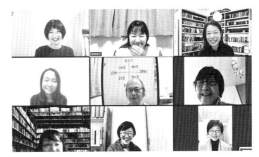

図1　画面上左から大石さん，栗原さん，高橋さん。中左から，土居さん，宮本眞巳さん，山岡さん。下左から宮本晶さん，竹林さん，佐藤さん。

Zoomミーティングの空気感

宮本（晶）　聞いてもらえるっていう安心感はありますね。居心地のいいこの空気はどうやってできてきたんだろう……。

高橋　空気を読めないのがZoomのデメリットだって言われていたのに，「この空気は」って普通に話せるのが面白いですね。

栗原　Zoomでも感情の共有ができますね。

宮本（眞）　感情だけではなくて，感覚や思考や想像も加わることで空気ができるんでしょうね。想像力が働かない人は，空気を感じるのは難しいかもしれないけど，想像力豊かな人が気づいたことを言葉にしてくれると，自力で空気を共有しやすくなる。それから，思ったことをなんでも安心して言い合える関係だと，空気が早目に流れ出すんじゃないかな。そして，ときには風が起こる。

宮本（晶）　このグループって，生きづらさを抱えていて，おしゃべりのなかから対話を深めたいっていう気持ちの強い人たちが集まってるんじゃないでしょうか。

竹林　周囲と折り合いをつけようとがんばるんだけど，自分のなかで筋をとおしたいから，折り合いがつかないこともある。でも，そのことを自覚している。

栗原　私もそうです。はっきりさせて腑に落ちるまで，ずっと考えちゃう。

竹林　自分が体験していることのなかから問題をきちんと出していって，その問題を解決したいっていう気持ちがあるから，みなさんの意見を聞きたくなる。

宮本（眞）　私の使っている言葉で言えば「異和感」に敏感で，しかもやり過ごしたくない人たちかな。

竹林　そうそう，まさにそれです。

宮本（眞）　異和感は，誰かの態度や言動が自分の予想や期待とずれているときに湧いてくるスッキリしないとか，しっくりこない，という感じのことです。筋がとおらないことをゴリ押ししようとする人がいると，見過ごすことはできないっていう感じ。

栗原　それで異和感を掘り下げていくと，気づきが得られるわけですね。

宮本（眞）　異和感を見過ごすことができなければ，それがどこから来ているのか考えずにはいられなくなるから，「ああこういうことか」って，だんだんとわかってくる。

山岡　解決はしなくても，どこから来ているかがわかるだけでも，「やっぱりそこか」みたいな感じになって，少し落ちつきますね。

宮本（眞）　こういう問題なんだって頭の整理ができると少しスッキリするけど，問題は残っているので解決策を考えないわけにいかない。相手への怒りが強ければやり込めたくなるけれどもケンカはしたくない。相手にも言い分

があることがわかってくるけど，一目置かせるようにはしたい。

一同　（笑）。

宮本（眞）　このように，異和感に注目し，その由来を探る方法が異和感の対自化で，これは内省の深化を促進する方法であるといってもいい。ですから，異和感を見逃さず異和感の対自化をこまめに行う習慣が身につけば，気づきが少しずつ蓄積され，いずれは賢くなれる。向上心がある人の集まりっていうことですね。

佐藤　異和感を掘り下げたうえで，「ああ，やっぱりそこか」って思いたいし，相手に対して具体的に何ができるか，みんなで考えたいみたいな感覚かな。

宮本（眞）　異和感に敏感なだけだったら，いつもモヤモヤしていて不機嫌な人になっちゃう。でも，どうして異和感が湧いたのかを突き詰めて，ああこういうことなのかという気づきを得られると爽快だし，気づきを実行に移して結果が出れば充実感を味わえる。そういう経験が積み重なると学ぶ姿勢が身につく。

高橋　異和感を掘り下げて結果が出たときにうれしいだけではなくて，掘り下げるプロセスが楽しいし，好きなんだろうなって思います。やってるときはしんどいけど，やってる自分は嫌いじゃないです。

佐藤　メンバーのつらい話を聞くと，みんなでもらい泣きしながら，「なんでこうなっちゃったの」っていうところを掘り下げていく過程は，泣き笑いみたいなところがありますね。

負の感情を語ることの意味

栗原　異和感を掘り下げていくプロセスで，

怒ったり悲しんだりという負の感情のエネルギーを，うまく正のエネルギーに変換していけると楽しいですね。

宮本（眞） プロセスを楽しめるためには，希望とか期待を抱けることが重要です。だから，異和感の対自化には悲観的な人よりも楽観的な人のほうが取り組みやすい。ただし，気心の知れた仲間と一緒に行えれば，どんな異和感からも希望を見出せます。異和感のなかに嫌悪や憎悪や軽蔑が含まれていてもね。

佐藤 メンバーのなかに，誰かに対して憎悪の感情をもっている人がいたら，なんでそう思ったのか，何がそうさせたのかに興味津々で，みんなで楽しめる。

宮本（晶） 嫌悪を感じることは誰にでもあります。職場でパワハラにあったりすればね。それを1人で抱え込まずみんなに話して，もらった言葉をかみ砕いていくうちに新しい感覚が生まれて，とらえ方が変わっていきますよね。

土居 新しい感覚っていうのは，何を言っても大丈夫という自由な空気がないと，私のなかでは生まれてこなかったと思う。

宮本（晶） 前に眞巳先生に，「突きつめて考えれば，たいていのことはどうにかなるんだよ」って言われて腑に落ちたことがありました。自分で考えて，いろいろな人に話して意見をもらいながら一緒に考えるなかで，新しい感覚が生まれてくる。このグループで気がかりなことについて話すと，その感覚を味わえるんです。

宮本（眞） 人間関係をめぐる気がかりの中身は主に負の感情なので，できれば見ないで済ませたいわけです。そこをあえて直視してみると，怒り，嫌悪，不安，悲しみなどさまざまな感情が識別できる。それらの感情がなぜ生じた

かを考えていくうちに，相手との間に何が起こっているのかが見えてくる。そこまでくると，相手をどうやり込めるかじゃなくて，相手とどう組めるかに興味が湧いてくる。

佐藤 相手を無理に好きになろうとする必要はないんですね。

宮本（眞） 怒りや嫌悪を認めたうえで，それらの感情が向けられている対象を確認し，自分の感じ方の特徴を探ってみる。そうこうするうちに，相手がとにかく嫌で嫌で近づきたくなかったのが，こんなふうに接触してみたらどうだろうってアイディアが湧いてきてわくわくしてくる。それが異和感の対自化の楽しさです。

不快感の塊がとけて，相手ともつれた経緯が見えてくるにつれて爽快感，開放感を覚え，気持ちが軽くなる。ケアやセラピーの本質も実は，苦悩する人の心のなかで，否定的な感情から肯定的な感情へのシフトが起こるように支援することだと思います。苦悩を理詰めに分析するだけだと効果は薄いけど，優れた看護師やセラピストは患者の感情に前向きの変化が起きやすくするような工夫を行ってきています。

栗原 理詰めの分析で終わりがちですけど，かかわりのアイディアが浮かんできたときのわくわく感を大事にしようっていうのは，宮本先生から学んだことです。

宮本（眞） 原因や根拠がすべて解明されていなくても，有望なアイディアは思い切って試してみるのが試行錯誤型の実践スタイルです。リスクは考慮したうえで手際よく試していくと，どれかがヒットするんですよ。

宮本（晶） 試行錯誤が思い切りできるようになったのは地域に出てからでした。病院では患者さんの数が多いし，ルーティンとかマニュ

アルどおりの業務が優先になるけど，地域では対象者の個別性に応じていろいろ試せるから，やってみようっていう気になる。

　宮本（眞）　病院と地域では臨床状況が大きく異なるから，看護師の役割のとり方も変わってくるんでしょうね。

　宮本（晶）　利用者さんがどんな反応をするかがわからないので，とりあえずいろいろな玉を投げてみて，どれかあたればいいやって感じで試行錯誤できるようになりました。

　宮本（眞）　試行錯誤をグループぐるみでできれば，アイディアも豊富に生まれるし，結果が出るのも早いでしょうね。

　宮本（晶）　この会でも，感情表現について話しているなかで，感情を表すラインスタンプがあれば便利という意見が出て，つくってみようという話から，速攻で絵を描いてくれる人がいて，つくってみようという話も出ました。問題を提起する人や解決策を思いつく人がいると，それを面白がる人，やってみる人が次々に出てくるという柔軟性や機動力は大切ですね。

✒ 心理的安全性をめぐって

　高橋　今度，こことは別のグループの読書会で『心理的安全性のつくりかた』（石井遼介，日本能率協会マネジメントセンター，2020）っていう本を読むんですけど，いままさにこの空間は，みんなにとって安全な場所だからこそ成り立っているんだろうなって思います。

　竹林　友人がいま，新人看護師に心理的安全性をどう提供するかっていうテーマに取り組んでいます。心理的安全性の問題があったために辞めてしまう人を出さないようにしたいとその

方は言っています。

　山岡　看護の基礎教育でもそうですよね。心理的安全性は本当に大事だと思います。

　栗原　人間関係上の悩みごとをある会で言ったら，いきなり厳しいことを言われて傷ついて，もう話すのやめようかなって思ったことがあるんです。このグループだと，気持ちを受けとめてくれたうえで，「ここはどうなの？」って突っ込んでくれるので安心して話せます。

　宮本（眞）　Google社がいう心理的安全性という用語には独特の意味合いがあるので，安易には使えませんが，安全性と安心感の込み入った関係について考えるヒントにはなると思います。

　安全性は状況が安全か危険かについての評価のことだから，客観的な判断がある程度可能です。ところが安心感は，感覚や知覚をとおした主観的な判断の結果だから，個人差が大きいし変動もしやすい。だから，安全と安心の関係，さらには安心と不安の関係についても考えておく必要があります。

　一同　あー，なるほど。

　宮本（眞）　客観的にはほぼ安全な場合でも，危険をゼロにはできないことを理由に，不安で身動きできなくなる人がいます。一方で，大きな危険が伴う状況に不安を感じずに無謀な行動に走る人もいる。さらには，不安を感じても現実の直視を避け，不安を紛らわす行動に走る習慣が身についてしまった人もいます。

　竹林　私がいた保育の現場って安全が第一だけど，安心感がないと子どもと一緒にいられないんですよね。

　栗原　安全の反対が危険で，安心の反対が不安ということになるんでしょうか。

宮本（眞）　日本語的にはそうでしょうね。安全ならば安心で，危険ならば不安になると考えられている。ところが，客観的には危険でも不安にならない人や，安全でも安心できない人もいるということです。

高橋　そうすると，心理的安全性っていうのは矛盾した言葉ってことですか？

宮本（眞）　矛盾とは言い切れないけど，客観的に見て安全な場合も危険な場合も，安心や不安の感じ方にはぶれがあります。

山岡　病院のキャッチコピーで，「安全で安心な看護を提供します」とかいうのは，「客観的な安全も個別的な安心感も提供しますよ」っていう意味合いなんでしょうか。

栗原　この場合の安全というのは，医療安全とかリスク管理のことですかね。

宮本（眞）　「安全だから心配するのはやめてください」っていう，大風呂敷の態度や押しつけがましさが感じられますね。

栗原　不安という言葉には，いろいろな意味があるので，安心も定義しづらいんですかね。

宮本（眞）　不安は元来，危険の徴候を知らせる感情ですが，危険を解消しなくても不安を一時的に紛らわすことができる。そのような手段にはまって，生活が破綻した状態をアディクションと呼んでいるわけです。

✍ 引っかかったことについて考えることの大切さ

高橋　病棟に勤務しているときには，私がずっと感じられなかった心理的安全感をこのグループでは感じていて，どこが違うのかなってなんとなく引っかかっていました。

宮本（眞）　引っかかったことについて納得いくまで考え，気づきを積み重ねていくと，少しずつ真理に近づけるはずです。既存の知識というのは，すでに誰かが到達した真理の集大成なので，知識をフルに活用しても引っかかりが残る場合は，自力で真理をめざすしかないし，めざす責任もある。

栗原　いままで，あまり意識してこなかったけど，そういうことなんですね。

宮本（眞）　簡単には真理に到達しそうにないので，しばらく回り道をしてじっくり取り組もうというのが研究です。そのプロセスで，いわば導きの糸となるのが，引っかかるという感覚なんですね。

✍ 話しやすさの理由

高橋　栗原さんは，どんな話題でもどんな気持ちでも受けとめてくれるって言ってたけど，みなさんにとってここでの話しやすさはどんなところでしょうか？

宮本（晶）　私はこのシリーズの第1回目（2020年11月号）に書いたとおり，この会への参加体験を振り返って，精神科看護に興味があること，考えたり学んだりするのが好きなこと，対話が好きなこと，誰かがやってみたいと言ったら面白がってつきあえること，お互いに気が合うことをあげました。

高橋　うんうんと，納得しながら読ませていただきました。

竹林　私のなかでは，心の病を抱える人の支援をされてきた方は自分の弱さも知っていて，つらい思いをしている人に「そうだよね，私もそうだった」って，自分に寄せて考えてくださ

るから，安心して話せるという感じですかね。

宮本（眞）　何を言っても批判や攻撃にさらされないっていう暗黙の前提があるんでしょうね。それから，経験が関心の共通基盤があるから，細かいことは言わなくても自分の頭のなかで言葉を補って察してくれる。

竹林　精神科以外の看護師には，なんでも安心して話せるという気がしません。

宮本（眞）　たしかに，精神科以外の分野でバリバリ働いてきた人は，人間関係とか心の問題が話題になると，断言したり，聞き流したりする傾向があるような気がします。

竹林　はい，つい最近も上司が，「精神科看護やっている人のいうことって，やっぱりわかんないわ」って言ってました。

宮本（晶）　「わからない」で完結させられてしまう感じはありますね。わからなさを楽しむことができたらいいなと思います。

竹林　わからなさはおもしろいですよね。

宮本（眞）　精神科という少数派と，身体科という多数派の間のギャップを埋めるのは難しいということでしょうかね。この問題では，ペプロウも生涯頭を悩ましたことが，彼女の伝記からもうかがわれます。

山岡　精神科の看護師は言葉が足りない部分をお互いに想像力で埋め合えるくらいに，テリトリーが近い人たちの集まりなんですよね。まったく一緒ではなくても，5を言ったら10までわかってくれるみたいな。それって，やっぱり心地いいし，ゲームみたいで楽しい。

宮本（眞）　何かに気づき始めたときって，イメージを追いながら言葉にしていくから，わかりにくいときがあるんです。そんなときに適宜，素朴な質問や的確な補足によってサポート

してくれる人がいると，話し手はありがたいわけです。そういうコミュニケーション能力が，精神科看護の経験者には自然に身につきやすいと思います。なにしろ精神病状態の人の混乱した世界につきあうという経験の場数を踏んでいますからね。

竹林　そういうことなんですね。

宮本（眞）　まずは大体のことを察する。それでもわからないところは「もう少し説明してくれる？」とか「ここはどうなの？」というふうに傷つけない聞き方をしてみる。欠けていたピースが埋まったら，「そうなんだ。たいへんだったね」とねぎらう。こういうサポートを受けた人は，患者さんじゃなくても，やさしく接してもらったと感じると思います。

宮本（晶）　私は以前から，仕事とか利害なしに精神科について話せる仲間がほしかったけど，職場ではなかなか見つけられなかったんです。大学院では学ぶことの面白さを味わえたけど，臨床に戻ると日々の業務や病院の常識に縛られる。その後，病院を退職してフラフラしている間にみんなと出会って，この会も少しずつ形ができておもしろくなってきています。眞巳先生は，若いころからの横のつながりを維持しながら仕事を続けていて，私もそのようなつながりをもちたいと思っていたことも，この会へのかかわりに重なっているか気がします。

眞巳先生は，この会を好意的に評価してくれているように思うんですが，本当のところはどう思っているのかを聞かせてもらって，この話し合いの締めくくりにしたいと思います。

宮本（眞）　この集まりの特徴は，お互いに刺激し合いながら，新たな気づきを共有できているところでしょうか。言いたいことが言えて

楽しい雰囲気が持続する理由としては，張り合ったり気を遣ったりしないで，対等の関係が保たれていることが大きい。みなさんが若手から中堅に差しかかっている時期で，徐々に進路が分かれていくかもしれませんが，貴重な支えになる会だと思うので，今後も長く続けられることを期待します。

✎ オンラインミーティングの空気感 座談会を終えて（宮本眞巳）

　コロナ禍で，直接顔を合わせて話し合う機会が極端に制限され，私たちは多くの場面でオンラインでのやりとりを余儀なくされました。最近はWeb空間の制約にも慣れてきて，それほど不自由を感じなくなってきたように思います。コロナ禍という抗いようのない環境に諦め半分で順応してきたばかりではなく，新たな環境への能動的な適応を果たしつつあるとも言えるのではないでしょうか。つまり，環境の激変からくる制約を契機に，代替策の工夫とともに，より快適な環境をつくり出すという新たな目標が見えてきているような気がするのです。

　座談会メンバーは，コロナ禍以前から職場の枠を越え，気の合う同士が集まって，本音のやりとりを楽しめていました。対面では集まれなくなって，かえって頻繁に話し合いの機会をもてるようになり，多忙なメンバーや遠方のメンバーも参加しやすくなりました。こうした経緯が幸いして，座談会の発言は，オンラインミーティングの活用法についての貴重な示唆にとんでいます。ゲストとして招かれた私自身の問題意識に引き寄せて言えば，コミュニケーション場面における感情の交流や空気の共有を成り立たせる条件が明確になった気がします。

　感情の一部は，態度や表情に表れて相手に伝わります。しかし，感情の交流を成立させるためには，感情語を用いた率直なやりとりが不可欠です。率直な感情表現は，お互いに相手の視点を取り合い，苦悩に共感しよろこびを共有することを通じて，感情の交流を可能にするからです。しかし，相手が共感や受容の姿勢で接してくれると信じられなければ，自分の弱点をさらけ出すことにもなる，率直な感情表現に踏み切ることができません。

　座談会メンバーの間では，何を言っても受けとめたうえで，何が起きていたのかを一緒に考えてもらえるという安心感が共有されているようです。そして，安心感の共有は，オンラインでは不足しがちな空気感をつくり出しているという発言もありました。私はこの発言に触発され，感情表現に加え，直観力，想像力，推理力を駆使して，状況の特徴を浮き彫りにし，問題の本質を突き詰めることで，前向きな空気の共有を促進することに気づきました。

　心理的安全性についての議論も刺激的でした。Google社の推奨する心理的安全性とは，「厳しい指摘をし合っても信頼関係が揺るがないこと」を意味し，日本人が好む「不安定な気持ちをそのまま受けとめてもらえる安心感・安全感」とは異なるということです。心理的安全性の高い集団は生産性が高いとされますが，安易に飛びつくべきではないように思います。座談会メンバーのように，互いの苦悩を受けとめたうえで，その先を一緒に考えようとするほうが，少なくとも看護師にはなじみやすく生産的なように感じられるからです。

CVPPP
（包括的暴力防止プログラム）
〜ダイジェストマニュアル〜
Comprehensive Violence Prevention and Protection Program

第11回

CVPPPのもたらす未来　2
当事者と同じ平面に立つ場所へ

下里誠二　しもさと せいじ
信州大学医学部（長野県松本市）教授

前回はPersona-centered（ペルソナ・センタード）という新しいケアの形に向かうことについてお話しいたしました。

精神科医療のなかでは暴力がすべてなくなるということはないだろうということは過去の研究や英国のガイドライン[1]でも言われていることです。しかし，お互いの人格が尊重されるケアであれば，少なからず看護師─患者間の支配軸，あるいは優位─劣位という関係から生じる軋轢を減らすことはできるのではないかと考えています。

「患者さんの立場で」は，私が学生のころから呪文のように聞いている言葉です。しかし実際には，業務を考えると優先順位が変わってしまい，つい医療主導になることはよくあることです。前回紹介した，日本こころの安全とケア学会第3回学術集会・総会（大会長：筆者，実行委員長：木下愛未，ともに信州大学）の基調講演では，効率性を重視する業務が当事者へのケアより優先され，それによって医療者主導のケアが生じることをお話ししました。また，「対等な立場で，といっても相手は患者さん，私たちは専門職。最初から対等であるはずがないではないですか」ということを研修でもお声かけ

いただくことがあります。対等な立場というと医療者と患者という契約関係を取り払った形という意識があり，つまりこの関係がある以上，すでに対等ではないというご意見です。

「精神科病院での対等な関係とは何？」というのはとても難しい問題ですし，極端なことを言えば，こうして「対等とは何？」などと考えること自体が，すでに私は患者さんに対して優位な立場をとろうとしてしまっているのかもしれないと思うところです。CVPPPの研修を何年続けていても「これでよい」などと思ったことはなく，毎回毎回揺れながらCVPPPのもたらす未来を考えているのですが，「正解はない」と片づけることとは違います。ヒューマンケアは人間科学ですから，もちろん一般解が存在しないことがほとんどです。しかし，そのときそのときの最適解はあるはずです。CVPPPがこの先も続けていくべきものは最適解の探し方を学ぶことです。

さて，対等な立場が実現できるかどうかはともかくとして，「同じ平面に立つ」ということはどうでしょうか。この言葉は高木俊介さんの言葉[2]ですが，これはなんだか実現できそうなものという気がします。対等でないとしても平面

が同じ，ならば社会的な関係とは無関係にできるかもしれません。

同じ平面へ

「同じ平面に立つ」と考えたとき，1つの疑問が生じます。私も臨床時代，ずっと「治療的かかわり」という言葉をあまり考えずに使っていました。もちろん専門的知識をもった専門家ですから，していることは治療的である必要があるかもしれません。ところが，当事者と「同じ平面」に立とうとするときには矛盾もあるように思います。「患者さんと対等な関係をつくることが大事だと思います」と話されるその方が，同時に「治療的コミュニケーションとしての対応例を学びたい」と言います。治療的ということは，すでに患者さんとの間には一線が引かれているようですし，文例どおりに話しても対話というのは生まれないのではないかと感じてしまうのです。というのも，大事な仲間（サリヴァンのいう「コミュティの価値ある成員」[3]として考える，というようなこと）として扱うなら，読者の方の家族や友人と対話することと同じはずで，その人が何か困っていたら「治療的に」とか，「なんとかスキルを使って」などと考えるより先に，味方として「本音」で話すのではないでしょうか。CVPPPがめざす未来は後者のほうです。

味方になること，信じること

これはあるCVPPPの貴重な実践者の方のエピソードです。その方は当事者の味方であり続けるというケアを実践しています。その方が当事者の方から言われた一言です。

「私たち患者はいろいろなことで傷ついているの。その理由はあなたたち職員！　だから，あなたたちが言うことを信用できないの」「でも，私があなたに話をするのはあなたが私の話を信じてくれるから。だからあなたを信じている。信じたから話をするのではないの。信じてもらったから話をするの」。

CVPPPの理念がもたらすかかわりは，無意識的な治療者意識を手放し，私たちが「当事者を信じることができる」ということではないかと思えるお話でした。精神科の現場では当事者を信じることができなくなるような事態が多く発生します。CVPPPは，そういうときにも当事者を信じることができるようになる未来をもたらすと信じています。

〈引用・参考文献〉

1）NICE（National Institute for Health and Care Excellence）：Violence and aggression: short-term management in mental health, health and community settings. https://www.nice.org.uk/guidance/ng10（2021年1月14日最終閲覧）
2）高木俊介：精神医療の光と影．日本評論社，2012.
3）中井久夫：サリヴァン，アメリカの精神科医．みすず書房，2012.

学の視点から
精神保健（メンタルヘルス）で
地域をひらく

安保寛明 あんぼ ひろあき
山形県立保健医療大学看護学科（山形県山形市）教授

⑫
twelfth Step　つながりが発見をもたらすまで

指示受け主義と意思決定

指示受け至上主義の人とは，医師や管理職者など，決定における最上位者の考えを周囲に伝達して指示を守らせようとする人や方法のことです。この方法はある1人の指示を実現するために関係者の全員が力を結集しますから，集団としての行動力や実行力は大きくなります。

一方で，現代社会において人間による「力」の結集が必要な場面はほとんどなくなりました。私たちは機械によって動力を得て，情報端末によって情報収集力を得たので，生活に関するほとんどのことは個人で完結できるのです。

もはや，人は誰かの指示によって行動する必要のある場面は少なくなり，意思決定は自由という感覚があります。だからこそ，喪失による悲嘆によって人への恐怖がうまれると，精神的に苦悩したり「ひきこもり」の状態になったりして，その人や家族がつらいのだと思います。

精神保健と社会性の関係

ひきこもる人や家族に限った話ではなく，ピアサポート（仲間意識が存在するサポート）は人の精神的成熟と回復に重要な役割を果たして

いています。精神的成熟による意思決定様式の変化に関するキーガンの精神発達モデルとの関係で説明します（表1）。

このモデルにおいて，第3段階までの意思決定の方法しかもたない場合には，集団のなかでの立場が弱い人の自己決定の範囲は従属する組織の方針と自分の習慣の範囲にとどまります。たとえば精神科病棟では空間やスケジュールに制約があるため，第3段階の意思決定までにとどまりやすく，従属意識による施設症（ホスピタリズム）が生まれやすくなります。

一方で，第4段階や第5段階では個々人の意思決定が尊重され，行動が促進される方向で働きかけられます。SSTやWRAP，心理教育などの各種の心理社会的な方法が効果をあげるのは，第4段階以降のかかわりが存在することで主体性が喚起されるからといえます。

命綱モデルのおとし穴

不登校やひきこもりの状態にある人の家族の方々は，当事者である方が何かをしようとしても失敗しないようにと助言を与えることが多くあるようです。このとき，不登校やひきこもりの状態が世間の多くの人の状態から離れてい

表1　キーガンによる精神発達段階モデル

成熟段階	キーガンによる成熟段階の名称	成熟過程の解説
第1段階	具体的試行段階	目の前の刺激や好奇心にそって実際に行動する段階。
第2段階	利己的・道具主義的段階	自分の欲求が優先で，他者の欲求や願望に気づいた場合には自己の欲求の達成との関係から行動する。
第3段階	他者依存・慣習的段階	自分の欲求の存在に気づきつつも，他者との関係において責任の回避などを優先するために，従属する組織や自分の習慣による意思決定をする。
第4段階	自己主導段階	自分の価値観や意思決定基準をもつために自律的行動を行う。自己や組織の成長に関心を向けやすく，自分の意思を主張することへのためらいが少ない。
第5段階	相互発達・自己変容段階	自己認識へのとらわれがほとんどなく，他者との相互性と自己の変容に対する受容的態度による決定がなされる。

＊文献1)をもとに筆者による再構成

ると思ってしまうと，「自分が」支えるという意識が強くなってしまうことでしょう。ご家族が自分自身を唯一無二の援助者として支えようとする状態ですから，ご家族のかかわりは強い内容が多くなりがちです。その結果，緊張や負担の感覚がお互いに芽生えやすくなります。

　少数の人による制約や指示による関係性は緊張と負担を感じさせ，この連載では「命綱モデル」と紹介してきました。この方法は相手の心理的な自由を奪いやすく，先ほどの精神的成熟段階でいう第3段階にとどめてしまいます。

家族にも医療者にも安心の場を

　仲間意識が存在する関係性では，違いよりも共通性に関心がおかれます。たとえば，「ひきこもる人の家族」という共通性です。共通性がある関係性では，自分が話すことが否定されない（肯定や承認されたりする）と期待できるために自己開示と発見がしやすくなります。

　自己開示によって価値観の共有や相互性を

感じると，先ほどの第4，第5段階の状態になりやすく主体性が喚起されます。なお，この連載や書籍で，私はストレングスを「強み」や「能力」ではなく「魅力」と呼び2)，複数のつながりのある状態を「ハンモックモデル」と呼んでいます。このことは，自立の定義が，能力的自立ではなく適度な相互依存関係の確立へと変化していることと対応しています。

　精神保健の時代に必要な援助とは，相手を変えようとする影響力や実行力を行使することではなく，関心をもちつつも，むやみな力を行使せず安心感を構築することなのです。

〈引用・参考文献〉
1）ロバート・キーガン，リサ・ラスコウ・レイヒー，池村千秋訳：なぜ人と組織は変われないのか．英治出版，2013.
2）横山恵子，藤田茂治，安保寛明編：精神科訪問看護のいろは．精神看護出版，2019.

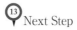Next Step
立場性のなさへの協働

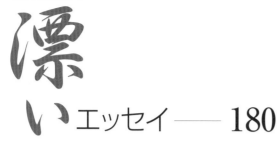

坂田三允の

漂い エッセイ——180

記憶ってなんだろう

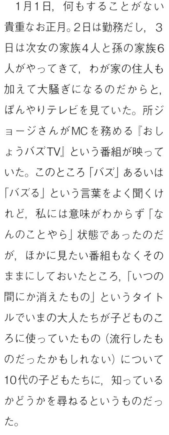

　1月1日，何もすることがない貴重なお正月。2日は勤務だし，3日は次女の家族4人と孫の家族6人がやってきて，わが家の住人も加えて大騒ぎになるのだからと，ぼんやりテレビを見ていた。所ジョージさんがMCを務める『おしょうバズTV』という番組が映っていた。このところ「バズ」あるいは「バズる」という言葉をよく聞くけれど，私には意味がわからず「なんのことやら」状態であったのだが，ほかに見たい番組もなくそのままにしておいたところ，「いつの間にか消えたもの」というタイトルでいまの大人たちが子どものころに使っていたもの（流行したものだったかもしれない）について10代の子どもたちに，知っているかどうかを尋ねるというものだった。

　そこで取り上げられていたのが，知っている割合の多い順に「ロン毛」「パラパラ」「チョベリバ」「ミステリーサークル」「VHS」「アドバルーン」「カーステ」「ベンジン」「アベック」「新春かくし芸大会」であった。いったいどういう選択なんだという気がしないでもないが，私は一応すべて知ってい

る。と言っても，正確な意味などはわからず，おぼろげにそういうこと（もの）があったことは知っているという程度なのだが。10代の子どもたちの回答の結果を見ると，「ロン毛」は100％の子どもが知っていた。私は使ったことはないが，たしかに現在もロングヘアの男性はいるのだから，生きている言葉なのかもしれないと思う。それと対照的に知っている子供が1人もいなかったのが，「新春かくし芸大会」であった。ウィキペディアで確認したところ，1964年から2010年まで47回も続いた有名な番組であったが，2021年で20歳の若者でも，2010年で9歳。「かくし芸大会」などは見たことがなくて当然かもしれない。私も何回か見た記憶はあるが，印象に残っているのは堺正章さんの「テーブルクロス引き」だけである。

　「パラパラ」を知っている10代が64％もいることにちょっと驚いた。私のなかで「パラパラ」はジュリアナ東京と結びついていて，それはバブルの全盛期，遠い昔の話だったから。しかし，ジュリアナ東京での踊りは「パラパラ」ではなかったらしい。パラパラはユーロ

坂田三允
さかた みよし
多摩あおば病院看護部顧問（東京都東村山市）

Miyoshi SAKATA
TADAYOI ESSAY

ビートの曲に合わせて踊るものなのだが，ジュリアナ東京でユーロビートの曲はかけられたことはなかったそうだ。

そして「チョベリバ」56％，「ミステリーサークル」34％，「VHS」28％，「アドバルーン」20％，「カーステ」12％，「ベンジン」7％，「アベック」3％と続くのだが，面白かったのは，ミステリーサークルと言われて，「ミステリー好きの人の集まりのことですか？」と答えた子どもがいたことだ。文字どおりに考えれば少しもおかしくない。むしろ素直に考えれば，こちらのほうが正しいだろう。ミステリーサークルが話題になった当時はずいぶんと騒がれた。宇宙人からのメッセージではないかとか，日本では，大槻義彦さんという物理学の先生がプラズマ説を唱えて頻繁にテレビに出演されていたことを覚えている。もちろんプラズマ説が理解できたわけではない。最終的にはイギリスで実際にそれをつくった人が名乗り出て人為的なものだとわかってからは，話題になることもなくなってしまったから，10代の子どもたちが知らなくても当然だ。個人的には宇宙人からのメッセージ説が好きだけど。

ベンジンが7％ということにもちょっと驚いた。わが家にはいまだにベンジンがある。母は「揮発油」と言っていたなと思い出す。最近，といってもこの10年ほどは使用した記憶がないが，昔は襟元の汚れ落としなどに重宝していた。洗濯しても落ちない汚れがあると，ベンジンを使ってみようということがしばしばあった。しかし，ベンジンは揮発性が高いので，火気には十分注意しなければならないということも同時に学んでいた。最近ではベンジンそのものではないが，ベンジンをはじめとする有機溶剤を含む肌にやさしい成分の汚れ落とし剤が販売されているので，子どもたちは製品名でしかわからないのだろうと思った。でも，新しい製品はどんどん増えていく。有機溶剤の働きを知っていれば製品名が変わったとしても，使用方法は間違えないのではないか。そんなことも感じた。

70年以上生きてきて，私の頭のなかにはいろいろな記憶が蓄えられている。でも，それは必ずしも正しい記憶ではない。パラパラという踊りが流行していたことは知っている。しかし，パラパラそのものを踊ったこともなければ，踊り方を知っているわけでもない。だから当時有名だったジュリアナ東京と単純に結びつけてしまっていた。だから，10代の子が64％もパラパラを知っていることに驚いたのだ。

記憶は，単体で覚えていても，日常生活ではなんの役にも立たない。大根を使った料理をいくらたくさん知っていても，せいぜい雑談の役に立つくらいのものだろう。昔のことをいくら覚えていても，昨日買った大根を忘れて，今日も大根をまた買ってしまうようでは日常生活に支障が出る。いまのところそれはないが，探し物はほぼ毎日。「え～と，あれどこにしまったんだっけ」と言わない日はない。新しい記憶が入りやすいように，役に立ちそうにもない昔の記憶の引き出しが整理できるといいなぁ。

喪失と再生に関する私的ノート

［ NO.87 精神疾患への偏見を超えて ］

NPO法人相双に新しい精神科医療保健福祉システムをつくる会
相馬広域こころのケアセンターなごみセンター長／精神科認定看護師
米倉 一磨 よねくら かずま

 精神疾患への偏見

　東日本大震災後の2011（平成23）年の秋のこと。福島県立医科大学心のケアチームの活動は，一時的な震災対応チームから，形を変えて継続していく必要性が出てきました。なぜならば，この地域の精神科病院と診療所は一時すべて休診となり，半年たってもすべての復旧は困難であったからです。それに伴い，こころのケアセンターを受託できるNPO法人と精神科のクリニックを設立するための事務局の設置に向けて動いていました。当時，私はクリニックとケアセンター設立のための事務局の局員であったため，所属するこころのケアセンターと隣接するメンタルクリニックの設立のためにNPO法人の大川貴子理事長と私で近隣の診療所へあいさつに行きました。

　診療所では，精神科病院が相双地区に一時的になくなり，それがまだ再開できていないことや，震災後のメンタルヘルス問題の拠点として考えていることを説明したのですが，思いもよらない答えが返ってきました。「（精神科に受診した）患者が暴れたら薬局にいる子どもやお母さんが怖がるので，うちの患者さんが利用している薬局は使わないでほしい」という答えです。

　私は，同じ医療者としてこの言葉が信じられませんでした。同時にこうした言葉の背景には，精神障がい者が回復していく過程を知らず，「悪い部分」だけを見ていることによる不安があることを感じました。

　その後，薬剤師協会や医師会を交え，説明会が開催されました。メンタルクリニックなごみの初代院長に決まっていた新垣元先生（医療法人卯の会新垣病院理事長）や事務局のメンバーが同席しました。

　説明会では，事務局へはさまざまな質問がありましたが，なぜか事務局を攻め立てる雰囲気であったことは記憶しています。しかし新垣先生の「だったら俺は沖縄に帰る」という一言で，会場の空気が変わりました。参加者から，「いやいや，そういうことではなく……」という声があがり，「精神科のクリニックをつくっては困るということではなく，地元とのコンセンサスを得ながら進めてほしいのだ」という前向きな言葉が聞かれました。かくして100年以上も前に起こった相馬事件の影響もあるのかと言われた相馬市に，歴史上はじめてメンタルクリニックなごみができました。

　あのときから10年が経とうとしています。薬局の使用を反対した診療所も，患者や利用者

をなごみに紹介してくれるようになり，メンタルクリニックの患者が薬局を利用しても何も言わない光景があたりまえになっています。この事件を機に，私は，近い将来，「すべての人に心の健康について正しく伝えることをしたい」と強く思うようになりました。

 ## わからないことへの不安

　福島県立医科大学心のケアチームは，福島第一原子力発電所から30km以上離れた相馬市の総合病院に精神科の臨時外来を設置しました。相馬市には精神科病院や診療所がなく，震災をきっかけに，精神科が設置されたのです。3月26日は救急外来で対応をし，その後も他科の診察室を間借りしながら活動を続けました。

　当時，この地域に精神科病院がなくなったことで，総合病院が想定外のことに対応しなければならない状況となり，私たちにどのような支援が求められるのか未知数でした。あるとき，アルコール依存症と思われる患者が救急対応で運ばれ入院してきて，身体の治療を終えた後，心のケアチームに依頼がありました。次の日，福島市内の精神科病院へ搬送するため，心のケアチームの医師から離脱時の指示の処方の対応を出してほしいということ，病棟の看護師のサポートに入ってほしいといった内容でした。つまり，いままではこの総合病院は身体治療を終えると精神科病院にすぐに紹介していたのですが，それができなくなり離脱症状への対応不安を抱いていたのです。

　心配された離脱症状は起こらず，次の日，心のケアチームの一員として私が救急車に同乗し搬送しました。

　後に，病棟の師長が離脱症状への対応に不安をもっていたことを聞きました。それはきっと，何かあったときに対応する看護師が困ることを心配したからだと思います。その後，病院の事務長や一部のスタッフは，精神疾患や特性について理解しようとし，積極的にかかわってくれました。その結果，院内の医師から心のケアチームの医師にリエゾンの依頼が来るようになるなど，精神科医療を活用しようとする動きも広がっていきました。

　翌年，この病院から心の問題についての研修会の依頼がきました。「精神科医療についてもっと学びたい」，そんな強い決意が感じられました。2年後，この総合病院の皮膚科から，アルコール依存症で褥瘡処置が必要となった男性への訪問看護の指示書が来ました。おそらく，アルコール依存症とあわせてかかわってもらえればという思いから新参者の訪問看護ステーションに依頼をすることにしたのでしょう。私たちの活動を理解し，つないでくれたと感謝するとともに，この総合病院のアルコール依存症の考え方に変化があったことを感じました。

 ## 偏見が偏見でなくなるとき

　この仕事を続けていくなかでもっとも難しいと感じることは，たとえ障害について知識のある医療者であっても，自分と違う知らない者，異質と感じる者を排除しようとする気持ちが働きやすいことです。そのためには，子どものころから心の問題を十分に学べる教育を（国が主導して）実施することが必要だと考えます。

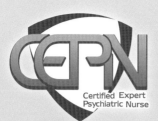

精神科認定看護師 実践レポート

新潟県立新発田病院
（新潟県新発田市）
精神科認定看護師
山崎文雄
やまざき ふみお

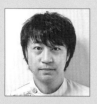

12 精神科リエゾンチームの活動から見た総合病院での精神科認定看護師の役割

実践の背景

新潟県立新発田病院（以下，当院）は新潟県北地域の高度急性期医療を担う468床の総合病院である。さまざまな診療科に精神疾患を有する患者が入院し，身体的な治療を行っているが，患者の精神症状の対応に苦慮することが多い。なかでも急激に精神症状が悪化した場合の患者対応に，一般病棟の看護師の多くが難しさを感じている。そこで当院では，精神科リエゾンチームを発足し，一般病棟に入院中の患者へ精神科専門医療を提供している。

精神科認定看護師は精神科リエゾンチームの一員として，コンサルテーションの依頼に応じるなど，院内を横断的に活動している。難しさを感じている患者対応に精神科看護の視点を取り入れることで，問題解決の糸口を見出してほしいと願いながら相談に応じている。

実践内容

精神科リエゾンチームの一員として活動の際に心がけていることは，以下の4点である。

①「こうすればうまくいく」という指導ではないこと。

②患者の背景をともに考える。

③患者対応を振り返り，一緒に援助方法と新たな目標を定め，症状の改善をめざす。

④こちら側の充実感ではなく，コンサルティの充実感をめざすこと。

ここから2つの事例の実践を報告する。

いらだちや落ちつきのなさがあるA氏

A氏は頸椎症性脊髄症，頸椎椎弓形成術後の80代男性である。いらだちや落ちつきのなさが続き，安静を守れない。苦痛の除去を試みようとするが，ケアの拒否が続いていた。対応方法について病棟看護師からコンサルテーション依頼があった。

コンサルテーション場面において，筆者が注目したのは，「穏やかなときはあるのか，それはどのようなときなのか」ということである。穏やかになっている理由を考察できれば，A氏にとっての心地いい時間や快刺激を見つけ出し，またそこで勤務する看護師にとってもA

氏への前向きな視点を見つける機会につなげられると考えたからである。

そのなかで看護師からは，「テレビを見ているときと，その話題を話すときは機嫌がいい」といった情報を引き出すことができた。その時間はA氏にとって心地いい時間なのである。心地いい刺激を提供することで穏やかな時間を過ごしてもらい，そのなかでケアの提供を組み立てていく。ケアを提供しなければならない，落ちつきのなさをなんとかしたいという苦悩を，いかに穏やかな時間を提供していくかといった前向きな目標に変換できた。チームで経過を追っていったところ，落ちつきのなさは減り，身体的なケアを継続できた。

不眠で大声を出していたB氏

B氏は膵臓がんによる疼痛コントロール目的で入院中の80代男性である。疼痛コントロールは良好だが，不眠で大声を出していた。そのため夜間，つきっきりの対応が必要になり，対応に苦慮しているということで，病棟看護師よりコンサルテーション依頼を受けた。

B氏のもとへ訪問すると，看護師によって病室のカーテンは起床後から開けられており，午睡はしていない。また，車イスに乗って過ごすなど，日中の覚醒を促す援助はすでに行われていた。

不眠の原因を考察するため，担当看護師とともに，B氏の思いや入院前の環境について話を傾聴した。B氏は「妻は75歳で他界した」「さびしい」「真っ暗は怖い」「家では暗くはしなかった」「0時過ぎまで起きていた」と語り，さびしさや暗い病室の怖さが，身体的な苦痛よりも大

きいようだった。さびしさや怖さというキーワードに担当看護師は不思議そうにしていたが，不眠の原因には，精神的な不安や緊張，環境の変化というものが大きくかかわってくるということをB氏の訴えから理解してもらったうえで，援助を考えた。筆者はさびしさや怖さを感じたときに，どういったことをしてもらえたら安心感を得られるかを看護師自身に考えてもらうことにした。具体的には，B氏の思いを傾聴する時間をつくり，孤独感の軽減を行う，暗さへの配慮として照明はすべて消さない，いつでもこちらへ声をかけてほしいと伝えるといった安心できる環境の提供である。また，「消灯時間を過ぎてもいいので，本人の睡眠リズムを優先したい。眠たいと感じた時点で休んでもらってはどうか」と提案した。

B氏は消灯後，自分のペースで夜間の睡眠が確保できるようになった。介入をとおして，B氏の思いをくみとって支えることで，効果を実感できた事例となった。

看護師自身の気づき

介入後にコンサルテーションの成果や看護師自身の気づきについて聞きとりを行っている。そこでは，以下のような意見が聞かれた。
①痛みの観察だけではなく，それまでの生活の背景にも目を向ける大切さに気づくことができた。
②なぜ眠れないのか，なぜ不機嫌なのか，理由を考える機会になった。
③「なぜいまは穏やかなのか」という視点をもつことで，穏やかに過ごしてもらうにはどうしたらいいのかを深く考えるようになった。

このような活動をとおして一般病棟の看護師に精神科看護の視点を伝え，症状の改善につながっている手応えを感じている。

解決の糸口を見つける支援

武用は「リエゾンナースは単に"教えてくれる"という存在ではなく，看護師の困りごとをひも解いていく存在」と述べている[1]。当院における精神科認定看護師に求められる役割は，精神科看護の視点を用いて，目の前にある身体疾患だけではなく，精神症状の背景に目を向け，気づきを得てもらうことで，困難感をひもとき，アセスメントやケアアプローチの広がりにつなげる支援を行っていくことであると考える。今後も，ただ指導するのではなく，「どうすればいいのかわからない」「不得意」と感じる状況に，精神科看護の視点を取り入れることで，問題解決の糸口を見つけられるように側面的に支援していきたい。

また，患者の精神症状の急激な発症や悪化は看護師にとっては大きな心理負担が発生する。こういった場面における患者の攻撃的な言動は，看護師が陰性感情を抱くきっかけになりやすい。秋山らは「患者に安定的な一貫したケアを提供していくためには，看護師がチームに支えられているという安心感を得ることが不可欠」と述べており[2]，こうした活動の継続がスタッフの心身の健康のサポートにもつながっていくと考えている。

これからも総合病院において精神科認定看護師として，精神科の知識や技術を活かした活動を精力的に行っていきたい。

〈引用・参考文献〉
1）武用百子：リエゾンナースと考える「困りごと」にどうかかわるか．ナースツールズ，p16，2011.
2）秋山剛，宇佐美しおり編：精神科リエゾンチームガイドブック—はじめ方からトラブル対応まで．医歯薬出版，p46，2017.

情報コーナー

リエゾンチームのなかでの精神科認定看護師の活動

資格取得後の看護活動を振り返って

　私は，2020（令和2）年4月から精神科認定看護師として活動し，精神科リエゾンチームの一員として術後せん妄や抗がん剤治療などで苦しむ患者さんの心のケアを実践している。患者さんの言葉に耳を傾け，社会背景や家族関係を含めた多面的なアセスメントを行い，その方のニーズが満たされるかかわりをめざしている。今回，精神科リエゾン回診時に整形外科病棟から相談を受けた，人工膝関節置換術後に亜昏迷状態となった事例のかかわりを紹介する。

　私は，整形外科病棟のスタッフとカンファレンスを行い，患者さんは「早く歩けるようになりたい」という思いを抱いていたが，活動性の低下により，日常生活さえ維持できず，不安が大きい状態であることを伝えた。そのため，支持的なかかわり，基本的，生理的な欲求を満たし，安心感が得られるかかわりが大切であることをスタッフと共有した。また，幻視による恐怖感や不眠，拒薬もあり，療養環境を精神科病棟に移したほうがよいと考えた。このことも整形外科病棟のスタッフと共有し，患者さんや家族の意向も確認して精神科病棟でリハビリを進めながら療養できるように調整を行った。精神科病棟のスタッフとともに日常生活の援助やリハビリを行い，身体面の回復だけではなく，座位になることで視覚的に入る情報を増やし，精神面への刺激が回復につながると考え，車イスの移乗を進めた。その結果，座位で食事がとれるまでに回復し，患者さんから「よくしてもらい助かりました。ありがとう」と感謝の言葉をいただいた。このように患者さんや家族からよろこんでもらい，スタッフと意見交換しながら同じ目標に向かってともにケアができたこと，その結果として相談が増えたことにやりがいを感じている。

　今後の抱負として，複雑で解決困難な問題を抱える患者さんや家族に対して横断的に病棟に出向き，QOL向上に寄与できるように支え，困っている看護スタッフに対しても支援できるように努めていきたい。

金沢大学附属病院（石川県金沢市）　畠 稔　はた みのる

精神科認定看護師制度のお問い合わせ先：日本精神科看護協会　認定事業担当
TEL：03-5796-7033　FAX：03-5796-7034
QRコードからアクセス
http://www.jpna.jp/education/certified-nurse.html

月刊 精神科看護
THE JAPANESE JOURNAL OF PSYCHIATRIC NURSING

NEXT ISSUE

次号予告

2021年3月19日発売

2021 4

特集

感染防止対策と精神科看護の両立
―患者・家族へのケアとコミュニケーション

非常時における患者・家族とのコミュニケーション
感染症対策における患者・家族への説明
患者さんのマスク着用の協力をどう得るか
訪問看護場面での利用者の社会的活動の減少に対して

EDITING POST SCRIPT

◆自信があると言えるのはどういう状態かと考えたとき，個人的な解釈としては「まあ，なんとかかんとか生きていけるだろう」と感じられる状態ではないかと考えます。智に働けば角が立つ情に棹させば流される意地を通せば窮屈だ。とかくに人の世は住みにくい。なんて夏目漱石がしょっぱい表現をしたこの世界，現在コロナ禍という災難にも見舞われております。時に反出生主義も話題になりますが，既に生まれてきた事実は否定できませんし，なんとかかんとか今日という1日をクリアできたということから自信にしていきたいです。　　　(C)

◆今号のANGLEでは山容病院（山形県酒田市）におけるクラスター発生から抑え込みまでを紹介しています。当初は病院における感染症予防をメインとした内容でしたが，クラスターの形成を受け，急きょ，2020年12月29日付で出された「終息宣言」に至るまでの奮闘について追加のご執筆をいただきました。経験の共有は，困難な現実を乗り超えるための大切なふみきり板です。経験の共有体験を誌面を通じて実現していくことが，感染症予防に限らず，日々の困難やりきれなさを抱える精神医療関係者に対する弊誌の役割なのだとあらためて思います。　　　(S)

STAFF

◆編集委員会（五十音順）
　金子亜矢子（一般社団法人日本精神科看護協会）
　小宮浩美（千葉県立保健医療大学健康科学部）
　佐藤恵美子（一般財団法人聖マリアンナ会東横惠愛病院）
　早川幸男（一般社団法人日本精神科看護協会）
　中村博文（茨城県立医療大学保健医療学部）
◆協力　一般社団法人日本精神科看護協会
◆EDITOR
　霜田　薫／千葉頌子
◆DESIGNER　田中律子／浅井 健
◆ILLUSTRATOR　BIKKE
◆発行所
　（株）精神看護出版
　〒140-0001　東京都品川区北品川1-13-10
　　　　　　　ストークビル北品川5F
　TEL.03-5715-3545／FAX.03-5715-3546
　http://www.seishinkango.co.jp/
　E-mail　info@seishinkango.co.jp
◆印刷　山浦印刷株式会社
●本書に掲載された著作物の複製・翻訳・上映・譲渡・公衆通信（データベースの取込および送信可能化権を含む）に関する許諾権は，小社が保有しています。

2021年3月号　vol.48 No.3　通巻343号
2021年2月20日発行
定価（1,000円＋税）
ISBN978-4-86294-247-0

精神科看護

定期購読のご案内　月刊「精神科看護」は定期購読をおすすめします。送料，手数料は無料でご指定のご住所へお送りいたします。バックナンバーからのお申し込みも可能です。購読料，各号の内容，申し込み方法などは小社webサイト（http://www.seishinkango.co.jp/）をご確認ください。

雑誌『精神科看護』広告媒体資料

雑誌『精神科看護』は発行より40年を迎え，精神保健医療福祉分野で仕事をする看護者に向けた専門誌として広く購読されています。精神保健医療福祉の動向にもとづいた特集，調査報告・研究，精神科看護技術に関する連載，最新の精神医学の解説，関連図書の紹介・書評などを掲載しております。

発行：月間（毎月20日発行／本体価格1,000円）／**発行部数**：5,000部
主購読者：精神科病院（総合病院の中の精神神経科含む）・保健福祉施設に勤務する看護者，看護師等養成機関で働く教員（看護者），コメディカル等にご購読いただいております。
判型：B5判／**頁数**：80〜96ページ／**表紙**：4色／**本文**：2色

『精神科看護』広告掲載に関して

雑誌『精神科看護』では随時，広告の募集を行っております。なお，掲載希望号がある場合はお申し込みの際に担当者にお伝えください。

❖**お申し込み方法**
　お電話（03-5715-3545）にてお申し込みください。
　＊掲載号によってはご希望のサイズに沿えない場合がございます。
❖**広告お申し込み締め切り**
　発行日の50日前（前々月末日）必着
❖**広告原稿締め切り**
　発行日の30日前（前月20日）必着
❖**入稿に関して**
　広告原稿はCD-ROMなどを下記の送付先に送付いただくか，メールで送信して下さい。
❖**ご請求に関して**
　雑誌刊行後，広告掲載誌とともに請求書を送付いたします。

求人広告料金 [掲載場所：表3対向ページ（最終ページ）／色数：2色]

サイズ	囲み枠 （天地mm×左右mm）	本文スペース （天地mm×左右mm）	広告料 （税別）
1頁	237×151	227×149.5	60,000円
2/3頁	155×151	145×149.5	50,000円
1/3頁	74×151	64×149.5	20,000円
1/6頁	74×74	58×72	15,000円

広告料金

掲載場所	サイズ	色　数	寸法（天地mm×左右mm）	広告料（税別）
表4	1頁	4色	190×155	160,000円
表3	1頁	4色	226×155	110,000円
		1色	226×155	60,000円
表2	1頁	4色	226×155	120,000円
		1色	226×155	70,000円
記事中	1頁	2色	220×146	50,000円
	1/2頁	2色	102×146	25,000円
	1/4頁	2色	102×68	20,000円
綴込広告	1枚	設定なし	製品広告	160,000円
			記事体広告	180,000円

送付先　精神看護出版　○〒140-0001　東京都品川区北品川1-13-10　ストークビル北品川5F
　　　　○TEL.03-5715-3545　○FAX.03-5715-3546　○E-MAIL.info@seishinkango.co.jp

医療法人仁精会 三河病院

担当：太田 ☎ 0564-51-1778 〒444-0840 愛知県岡崎市戸崎町字牛転2番地

Renewal
令和元年5月
新病院オープンしました

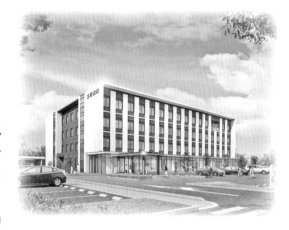

従来の精神一般病棟と精神療養病棟に加え，児童・思春期病棟を新設しました。精神科病院では，身体管理も重要であり，精神科の経験がない方も，大歓迎です。多くの人材を求めています。SST（社会生活技能訓練）やCVPPP（包括的暴力防止プログラム）など，精神科ならではのスキルも学べます。また，ロコモティブシンドローム予防のための"ふまネット"トレーニングにも取り組んでいます。

職種 ◆児童・思春期病棟の責任者候補（常勤：期間の定めあり）／看護師（常勤：期間の定めなし）

資格 ◆看護師免許取得者，認定看護師資格取得者

応募 ◆履歴書を郵送，またはご持参ください。

給与 ◆〈管理職〉月給32～38万
〈一般職〉月給28～35万（含む夜勤手当4回）

昇給 ◆年1回

賞与 ◆年2回

手当 ◆夜勤手当，交通費支給（規定あり）

休日 ◆年間113日

休暇 ◆年次有給休暇，育児・介護休暇など

福利厚生 ◆社会保険完備，退職金制度，職員駐車場無料，院内保育所あり

看護過程 ◆セルフケア理論を用い，標準看護計画で看護過程の展開を行う（看護記録はフォーカスチャーティング）。

勤務時間 ◆2交代制
日勤： 8：30～17：30
早番： 7：30～16：30
遅番：10：00～19：00
夜勤：16：30～ 9：30

※病院見学は随時受けつけております。希望される方は事前に電話（0564-51-1778）にてご連絡のうえお気軽にご来院ください。

三河病院で私たちと一緒に働きませんか？

三河病院の教育・研修体制

★新入看護師のサポート体制★
担当指導者2名でOJT

★院内研修★
医療安全研修，院内感染対策研修，行動制限最小化研修，CVPPP講習，フィジカルアセスメント，BLS研修，看護研究など実施

★日本精神科病院協会主催の研修★
STANDARDコース，SENIORコース，LEADERSHIPコースの受講

★院外研修★
臨地実習指導者講習会
院内教育担当者研修会
高齢者医療・在宅医療総合看護研修会
看護管理育成研修会など受講

★CVPPPトレーナー研修★
包括的暴力防止プログラムの知識・技術の習得

★SST（社会生活技能訓練）研修★
患者にSSTを指導するためのプログラム
小児・発達障害領域のSST研修

★ふまネット研修★
ロコモティブシンドローム予防のための患者指導

診療科目 ◆精神科・児童精神科・心療内科 **病床数** ◆150床 **職員数** ◆130名（2021年1月1日現在） **関連施設** ◆相談支援事業所「まぶやや～」 **看護体系** ◆一般病棟入院基本料15：1，児童・思春期精神科入院医療管理料，精神療養病棟入院料 **看護体制** ◆受け持ち制
メールアドレス ◆info@mikawahospital.jp（担当：太田） **ホームページ** ◆http://mikawahospital.jp/

「精神科看護」定期購読申し込み用払込取扱票

平素はご愛読いただき、誠にありがとうございます。本票にて定期購読のお申し込みを承ります。書店にて定期購読をお申し込みされる場合は、この払込取扱票は使用しないようにお願いいたします。なお、下記の定期購読料には送料、消費税が含まれております。

◆2021年12月31日まで、下記の購読料となります。

【お問い合わせ】精神看護出版 営業企画部　TEL：03-5715-3545　e-MAIL：info@seishinkango.co.jp

※ご記入いただいたお客様の個人情報は、ご注文商品の送付や小社のサービス提供、改善の目的以外に使用することはございません。

払込取扱票

02	東京	口座番号							加入者名	金額	料金	
		0	0	1	5	0	6				特殊取扱	
						9	0	8	株式会社 精神看護出版			

通信欄

※「精神科看護」定期購読申し込み（12ヵ月分・税込）

　　　　年　　　月号　通巻　　　　号より

注）□内に✓をつけてください。
注）この払込取扱票は、定期購読専用です。

□増刊号あり　15,400円　申込みます。
□増刊号なし　13,200円

©2021年増刊号
タイトル：「精神科訪問看護 Part2（仮）」
＊2021年12月31日まで有効

払込人住所氏名

□自宅　□勤務先　〒　　－

ご住所

ご施設名

お名前　　　　　　　　　　　　　　TEL

各票の※印欄は、払込人においてご記載ください。

裏面の注意事項をお読み下さい。（郵政事業庁）（私製承認東第39998号）

これより下部には何も記入しないでください。

払込金受領証

口座番号							加入者名	金額	料金	特殊取扱
0	0	1	5	0	6		株式会社 精神看護出版			
				9	0	8				

払込人住所氏名

記載事項を訂正した場合は、その箇所に訂正印を押してください。

切り取らないで郵便局にお出しください。

受付局日附印

この受領証は、郵便局で機械処理をした場合は郵便振替の払込みの証拠となるものですから大切に保存してください。

（ご注意）
この払込書は、機械で処理しますので、本票を汚したり、折り曲げたりしないでください。

・この払込書をお頂けになるときは、引替えに頂り証を必ずお受け取りください。

・ご不明な点がございましたらフリーダイヤル（0120－108420）へお問い合わせください。

（郵政事業庁）

この払込取扱票の裏面には、何も記載しないでください。